CT诊断报告书写技巧

周 军 范国光 主编

U0235084

化学工业出版社

北京·

图书在版编目（CIP）数据

CT 诊断报告书写技巧/周军，范国光主编. —北京：
化学工业出版社，2015.6（2025.2重印）
（影像报告书写一点通）
ISBN 978-7-122-23794-1

Ⅰ.①C… Ⅱ.①周…②范… Ⅲ.①计算机 X 线扫
描体层摄影-报告-写作 Ⅳ.①R814.42

中国版本图书馆 CIP 数据核字（2015）第 086457 号

责任编辑：赵玉欣　　　　　　　　　　装帧设计：关　飞
责任校对：程晓彤

出版发行：化学工业出版社（北京市东城区青年湖南街 13 号　邮政编码 100011）
印　　装：中煤（北京）印务有限公司
787mm×1092mm　1/16　印张 15¼　字数 385 千字　2025 年 2 月北京第 1 版第 9 次印刷

购书咨询：010-64518888　　　　　　　售后服务：010-64518899
网　　址：http://www.cip.com.cn
凡购买本书，如有缺损质量问题，本社销售中心负责调换。

定　　价：49.90 元

编写人员名单

主编

周 军 范国光

副主编

黄立新 牛 昊 刘 屹

编写人员 （依姓氏笔画为序）

王 晋 王 悦 王丰哲 牛 昊 卞胜昕
白 硕 张 亚 曲 源 刘 学 刘 屹
范国光 罗 实 周 军 陶乙宣 黄立新
谢海涛

前 言

影像诊断报告书写是影像科医师日常工作的主要内容。影像报告是患者进行影像学检查所获得的最终结果，是临床医师为患者选择和制订临床治疗方案的重要参考。

一份规范的诊断报告应清楚写明检查设备、检查技术或程序，清晰展现出诊断者全面的观察和正确的诊断思路等。诊断报告能反映医学影像诊断的质量，诊断报告的规范化是医学影像诊断质量控制的前提。因此，熟悉并掌握影像诊断报告书写的原则及具体步骤非常重要，可最大限度避免误诊与漏诊，从而保证诊断质量。

《CT诊断报告书写技巧》以全身各系统为主线，全面覆盖临床常见多发病和部分少见病，在每章开头给出了典型影像层面的正常影像解剖图，方便读者将正常影像解剖与疾病影像进行对比学习；具体到某种疾病，设置了"临床线索""检查方法""CT征象""报告范例""报告技巧与提示"共五个栏目。特别值得一提的是，"报告范例"栏目采用结合临床案例给出影像报告的形式，为读者完整再现影像诊断及报告的过程。这是一本既可规范影像专业学生影像诊断报告书写，又可培养其影像诊断思维的参考书。适于医学影像专业学生、研究生，影像科室和临床科室低年资医师参考阅读。

在本书编写过程中，得到了中国医科大学附属第一医院、沈阳市第四人民医院临床工作一线的中青年专家的鼎力支持和帮助，在此谨向他们表示衷心的感谢。

周军　范国光
2015年9月

目　录

第四章　呼吸系统疾病的CT诊断报告书写技巧 / 75

第五章　循环系统疾病的CT诊断报告书写技巧 / 121

第六章　消化系统 CT 诊断报告书写技巧 / 131

第七章　泌尿和生殖系统疾病的 CT 诊断报告书写技巧 / 174

第八章　骨与关节 CT 诊断报告书写技巧 / 209

参考文献 / 234

第一章

CT 诊断报告书写基础知识

一、CT 检查报告的内容

① CT 检查一般资料包括患者姓名、性别、年龄、科别、门诊号/住院号、CT 检查号、检查日期、报告日期、检查部位等。

② CT 检查所见。

③ CT 检查印象诊断及建议。

④ 书写报告与审核报告医师签名及盖章。

二、一份高质量 CT 检查报告的条件

① 观察 CT 片质量是否合格如不合格，不予书写报告。判断 CT 片质量是否合格须结合窗宽、窗位选择（表 1-1-1），定位像，照片连续性，扫描范围及各种伪影进行判断。常见组织的 CT 值范围见表 1-1-2。

表 1-1-1　常用的窗宽和窗位

部位	窗宽（Hu）	窗位（Hu）
成人脑	20～40	50～80
儿童脑	20～30	50～60
眶部	30～50	180～240
鼻窦	350～400	1500～2000
内耳	500～700	3500～4000
咽喉	40～60	200～300
胸部肺窗	−700～−500	1200～1500
胸部纵隔窗	0～40	350～450
腹部	30～50	250～350
肝脏	60～80	150～250
盆腔	35～55	300～400
脊柱	40～60	300～350
骨	450～500	1500～2000
CT 血管成像（CTA）	900～1000	200～300

表 1-1-2 常见组织的 CT 值范围

组织	CT 值（Hu）
脑灰质	30～40
脑白质	20～30
肌肉	40～60
脂肪	−100～−60
肝脏	60～80
脾脏	50～60
骨皮质	600～1500
钙化	200～1000
浆液	0～30
气体	−1000～−600

② 一般资料（尤其是患者姓名、性别、年龄、检查方法、检查部位等）信息齐全、填写准确，并与申请单和所阅 CT 片上的信息相一致。仔细阅读申请单，了解检查目的、相关临床资料、病史等，临床资料与病史不全时，应询问申请医生或患者、患者家属相关资料及病史，若为随诊复查病例，应查阅既往 CT 检查片与诊断报告。

③ CT 检查所见的相关描述应因不同检查部位而异，大体上应注意以下几点。

a. 说明有无临床所疑疾病的表现或征象，回答临床疑问。

b. 发现异常改变时，要重点叙述病变的部位、性质（如渗出、肿块、增生、破坏等）、数目、大小、形态、边缘、密度（CT 值）及与相邻结构的关系，在 CT 增强检查时，应准确描述病变各期强化特点。

c. 要简明扼要地描述片中所见的应当提及的正常结构，这表明诊断医师已经注意这些部位，可以避免漏诊。

d. 利用计算机影像系统观察图像时，需要改变图像窗宽、窗位，以便更清晰显示如骨质改变（骨窗）、游离气体（肺窗）、稍低密度病变及颅内硬膜下少量亚急性期出血（窗宽较窄的软组织窗）等。

e. 随诊复查片应与原片对比，写明是否有变化。

f. 当由于患者原因而不能行标准方法检查时，在描述开始时应予以说明。

④ CT 检查印象诊断及建议应注意以下几点。

a. 当 CT 检查表现未见异常时，应为"正常"或"未见异常"。

b. 当遇到病变时，定位诊断、定性诊断（如炎症、肿瘤、退变、转移等）明确；定位诊断明确，定性诊断不确定时，应写明病变部位，指明病变性质待定或按可能性大小列出数种可能诊断，并提出进一步检查（其他影像学检查、增强检查、实验室检查等）的建议；诊断意见应按照病变危急与重要程度依次排列，应与检查所见的描述一一对应，既不能互相矛盾，又不能有遗漏。

c. 常用的建议有以下几种。

（a）详查××病或除××病外：根据影像学表现发现可能存在与临床诊断不一致的其他疾病时使用。

（b）进一步××检查：提示临床医生使用对诊断的某些方面更有力的检查方法以完善诊断或鉴别诊断。无论阳性诊断或阴性诊断病例，都可以通过恰当地使用敏感性和特异性更高的检查方法使诊断进一步明确，避免错漏。

（c）进一步增强检查：提示临床医生使用对比增强方法显示病变血流动力学方面的特点以利于完善诊断或鉴别诊断。

（d）结合临床：在临床病史不详细或临床医生具有更专业知识或病史资料的情况下，请临床医生综合分析临床资料和影像表现作出判断。

（e）对比旧片：如果复诊病人不能提供全面的旧片资料且临床医生可能掌握病人情况更多时，提示临床医生对比旧片作出更准确的对比分析。

（f）定期复查：在某些检查存在不明显病变（随时间推移可能变明显）被遗漏的可能性或所怀疑疾病具有动态变化特点时，提示临床医生嘱患者定期复诊重新检查以确定或排除疾病诊断。应根据不同情况明确注明适当的复查时间。对于某些阴性诊断结果尤其有意义，如外伤、急腹症等。

⑤ 书写报告与审核报告医师签名及盖章。

a. 审核报告医师签名应当为手写签名，盖章清晰；单人值班时书写报告医师除手写签名、盖章外，还应加盖"嘱患者于正常工作日来科审核"章。

b. 审核报告医师原则上要求年资高于书写报告医师，应逐一复审报告书各项内容，无误后，签字盖章，并送交登记取片室。

c. 登记室工作人员在病人或家属领取照片和诊断报告书时，还应再次复核申请单、CT片所示病人姓名、性别、年龄、检查号、检查部位和检查项目的一致性，无误后方可发放。

⑥ 影像诊断报告要求用计算机打印。不具备打印条件的单位，书写时要求字迹清楚、字体规范，不得涂改，禁用不标准简化字和自造字。书写时要使用医学专用术语，要语句通畅、逻辑性强，并且要正确运用标点、符号。

三、CT检查报告书写中经常出现的问题

① 报告中一般资料（患者姓名、性别、年龄、科别、门诊号/住院号、CT检查号、检查日期、报告日期、检查方法、检查部位等）信息与申请单和/或所阅CT片不符，这时需要查明原因，并及时改正错误信息，否则会引起不必要的麻烦。

② 书写报告时没有阅读申请单，不了解临床医生要求及患者病史，或强行书写质量不合格的CT片，都极易造成误诊或漏诊。

③ CT检查所见一栏，诊断医师只满足对明显病变（或重要部位和器官）的发现，忽视了其他不明显病变（非重要部位和器官），如发现肺癌，漏诊骨转移，又如头部检查只注意颅内，未注意眼球等。

④ CT印象诊断及建议一栏，诊断与检查所见相互矛盾，或有遗漏，抑或疾病的名称不符合规定，有错别字、漏字及左、右写反，这些都会导致严重后果。

⑤ 书写报告与审核报告医师签名及盖章不全、不清。

第二章

中枢神经系统疾病
CT 诊断报告书写技巧

▪▪▪ 第一节　中枢神经系统读片基础 ▪▪▪

一、影像解剖基础

见图 2-1-1。

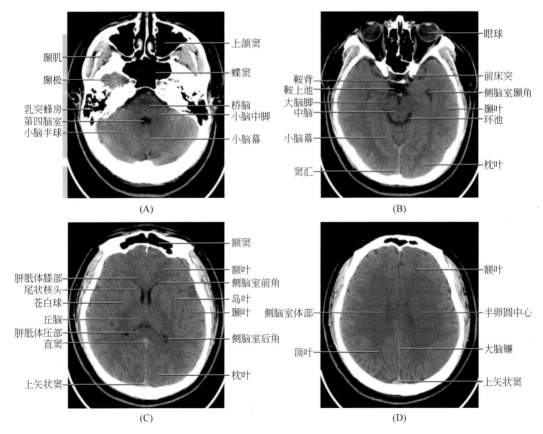

图 2-1-1　中枢神经系统 CT 影像解剖

二、正常报告书写要点及示范

（1）报告书写要点　分别对脑实质、脑室、脑沟、脑裂、中线进行描述，注意脑实质密度变化、脑室大小变化、脑沟裂宽度变化及中线结构有无移位。

（2）报告示范　大脑、中脑、小脑密度均匀，诸脑室大小、形态正常；脑沟、脑裂未见扩张，中线结构居中。

▪▪▪ 第二节　脑　血　管　病 ▪▪▪

一、脑梗死

【临床线索】

① 主观症状出现头痛、头晕、恶性、呕吐、失语。

② 脑神经症状出现双眼向病灶侧凝视、中枢性面瘫、延髓性麻痹，如饮水呛咳和吞咽困难。

③ 躯体症状出现肢体偏瘫、偏身感觉减退、步态不稳、肢体无力、大小便失禁等。

④ 病人多有糖尿病、高血压病史。

【检查方法】

头颅 CT 平扫。

【CT 征象】

① 腔隙性脑梗死表现为脑实质内直径小于 2cm 的点状、斑点状或斑片状低密度影。

② 大面积脑梗死表现为一叶或多叶的楔形或扇形低密度影，位于分水岭区时表现为条带状低密度影，病变同时累及脑灰质和脑白质。大面积脑梗死急性期间接征象表现为梗死区脑沟、脑裂变浅，脑回肿胀、边界不清，有轻度占位效应。

③ 出血性脑梗死表现为低密度区内出现点状或局限性高密度影，出血性脑梗死一般继发于大面积脑梗死，绝大多数发生在脑栓塞后 2 周内。

【报告范例 1】

报告书写：双侧基底节、右侧丘脑、双侧脑室旁、双侧半卵圆中心见斑点状、斑片状低密度影，部分病灶边界清楚。诸脑室大小、形态正常，脑沟、脑裂无增宽，中线结构居中（图 2-2-1）。

【报告范例 2】

报告书写：左侧额叶、颞叶可见大片状低密度影，病灶边界较清楚，邻近中线结构向右侧移位，余脑实质密度未见异常，所示脑沟、脑裂无增宽加深（图 2-2-2）。

【报告范例 3】

报告书写：左侧颞枕叶可见大片低密度影，其内可见条片状高密度影，同侧脑室受压变窄，中线结构略向右侧移位（图 2-2-3）。

【报告技巧与提示】

① 超急性期（小于 6h），常规 CT 常阴性，必要时复查或进一步行 MRI 检查。

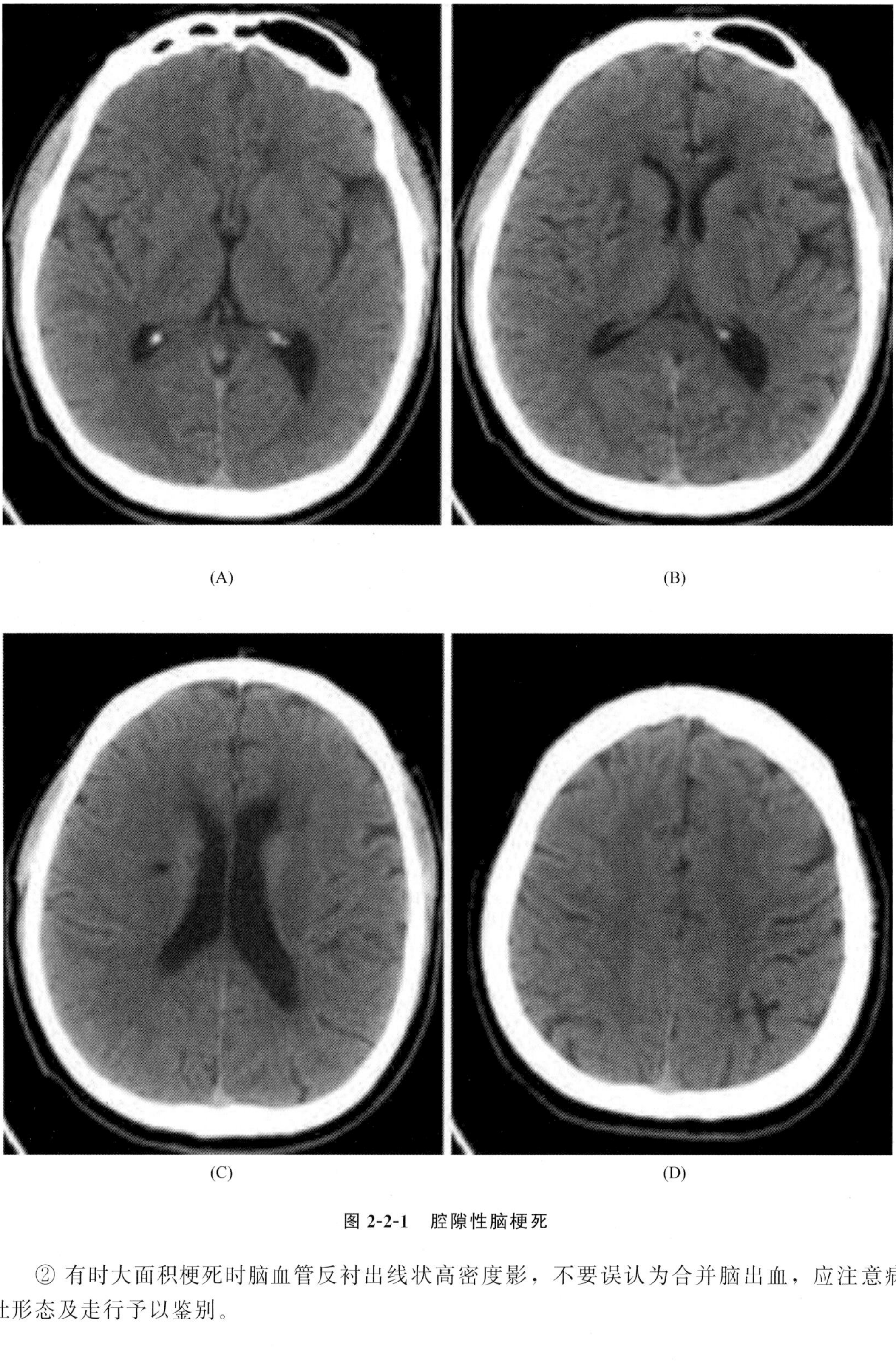

(A)

(B)

(C)

(D)

图 2-2-1　腔隙性脑梗死

②　有时大面积梗死时脑血管反衬出线状高密度影，不要误认为合并脑出血，应注意病灶形态及走行予以鉴别。

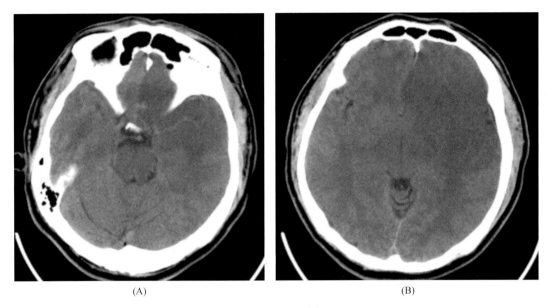

(A)   (B)

图 2-2-2 大面积脑梗死

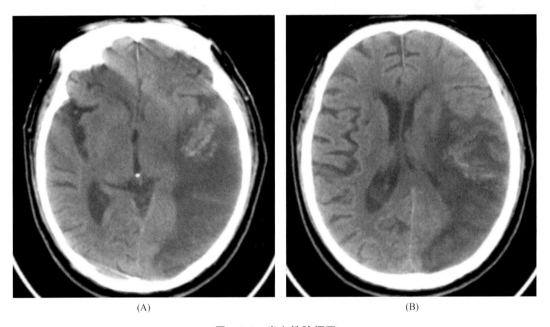

(A)   (B)

图 2-2-3 出血性脑梗死

二、脑出血

【临床线索】

脑出血系颅内血管病变、坏死、破裂引起。依不同疾病，出血可发生于脑实质内、脑室内和蛛网膜下腔。出血的原因随发病年龄而异，儿童和青壮年以脑血管畸形出血多见，中老年以动脉瘤破裂出血或高血压性脑出血最常见。其中高血压是成年人脑实质内出血最常见和最主要的原因，动脉瘤破裂是蛛网膜下腔出血最常见的原因。

大多数患者有头痛、高血压病史，起病突然，发病时患者常感剧烈头痛、头昏，继之恶心、呕吐，并逐渐出现一侧肢体无力、意识障碍等。蛛网膜下腔出血发病时患者常突感剧烈头痛，继之呕吐，可出现意识障碍或抽搐，脑膜刺激征往往阳性，脑脊液呈血性。

【检查方法】

　　头颅CT平扫。

【CT征象】

　　① 脑实质出血：脑内高密度灶，周围有水肿，伴或不伴占位效应。高血压性脑内出血依次好发于壳核、外囊区、丘脑等，其中近半数可破入脑室。

　　② 蛛网膜下腔出血：沿蛛网膜下腔分布的高密度影，分布于脑沟、脑池、脑裂。

　　③ 脑室内出血：脑室内铸型高密度影。

【报告范例1】

　　报告书写：左侧基底节区可见大片状高密度灶，CT值约为65Hu，边界较清楚，周边可见低密度水肿带，左侧外侧裂池、三脑室及侧脑室内可见铸型高密度影，中线结构向右侧移位（图2-2-4）。

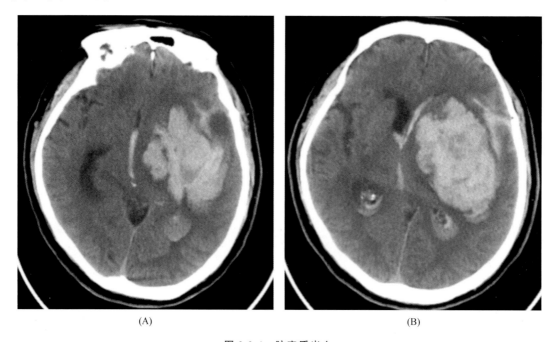

(A)　　　　　　　　　　　　　　　　(B)

图 2-2-4　脑实质出血

【报告范例2】

　　报告书写：鞍上池、环池、四叠体池、大脑纵裂池、小脑幕、双侧外侧裂池及脑沟内可见广泛线状高密度影，三脑室及双侧脑室后角内可见高密度影，中线结构居中（图2-2-5）。

【报告技巧与提示】

　　动脉瘤破裂是蛛网膜下腔出血最常见的原因，进一步行CTA检查有助于动脉瘤的检出。

三、脑动脉瘤

【临床线索】

　　脑动脉瘤是指颅内动脉的局限性扩张，好发部位为脑底动脉环和大脑中动脉分叉处，约

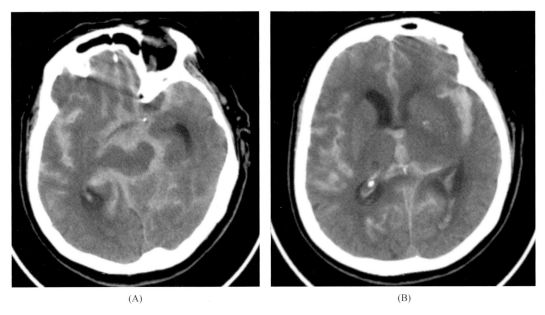

(A)　　　　　　　　　　　　　(B)

图 2-2-5　蛛网膜下腔出血

90％起自颈内动脉系统。动脉瘤未破裂时常无症状，部分病例可有癫痫、头痛、神经压迫症状等表现，破裂出血则出现蛛网膜下腔出血、脑内血肿相应症状。

【检查方法】

　　头颅薄层 CT、头颅 CTA。

【CT 征象】

　　① 薄层 CT 有可能发现直径大于 3mm 的动脉瘤。CTA 可以发现直径约 2mm 的动脉瘤，且可以较好地显示动脉瘤瘤体与载瘤血管的关系。

　　② 无血栓的囊形动脉瘤平扫表现为圆形等或稍高密度病灶，边界清楚，增强扫描呈明显均一强化；部分血栓化的囊状动脉瘤平扫可呈不均匀等或稍高密度灶，增强后瘤壁和残余瘤腔明显强化，而附壁血栓不强化，形成靶征；完全血栓化的动脉瘤平扫可呈等密度，无强化。

【报告范例】

　　报告书写：鞍区右侧可见一类圆形稍高密度影，直径约为 2cm。余诸脑室大小、形态正常，脑沟、脑裂无增宽，中线结构居中。三维 CTA 示右侧大脑后交通动脉局部膨出，瘤样扩张。余显示大脑动脉未见明显异常（图 2-2-6）。

【报告技巧与提示】

　　书写报告时描写瘤体位置、形状、大小以及有无血栓，诊断不明确时可以建议脑血管造影检查，但完全血栓化的动脉瘤脑血管造影不能显示。

四、皮质下动脉硬化性脑病

【临床线索】

　　多见于老年人，常有高血压、糖尿病、冠心病等病史。患者逐渐出现记忆力减退、表情淡漠、注意力不集中、计算力下降、行走和动作迟缓，并呈进行性发展。晚期可有尿失禁、肢体瘫痪等。

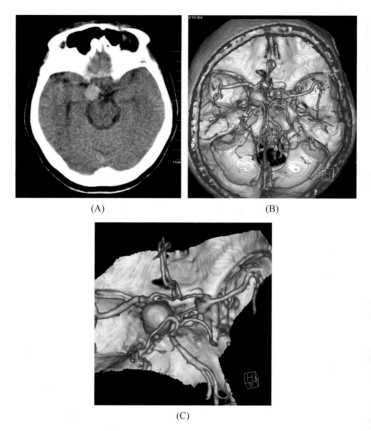

(A)　　　　　　　　(B)

(C)

图 2-2-6　脑动脉瘤

【检查方法】

头颅 CT 平扫。

【CT 征象】

双侧脑室前后角旁或周围脑白质密度呈晕样减低，边界不清；双侧基底节、丘脑、半卵圆中心区、脑干常伴有多发腔隙性脑梗死；脑实质弥漫性萎缩。

【报告范例】

报告书写：双侧基底节区、半卵圆中心区可见多发斑点状、斑片状低密度影，双侧脑室旁脑白质密度呈晕样降低。诸脑室大小、形态正常，脑沟、脑裂增宽加深，中线结构居中（图 2-2-7）。

【报告技巧与提示】

MRI 显示脱髓鞘及小腔隙性梗死灶较 CT 优越，可以查出 CT 不能显示的微小病灶和轻微脱髓鞘改变。

五、脑血管畸形

【临床线索】

较常见的脑血管畸形包括动静脉畸形（AVM）、毛细血管畸形、静脉畸形和海绵状畸形。多无临床症状，部分病人可表现为头痛、抽搐或局灶性功能障碍表现，偶有以出血就诊（海绵状血管瘤多见）。

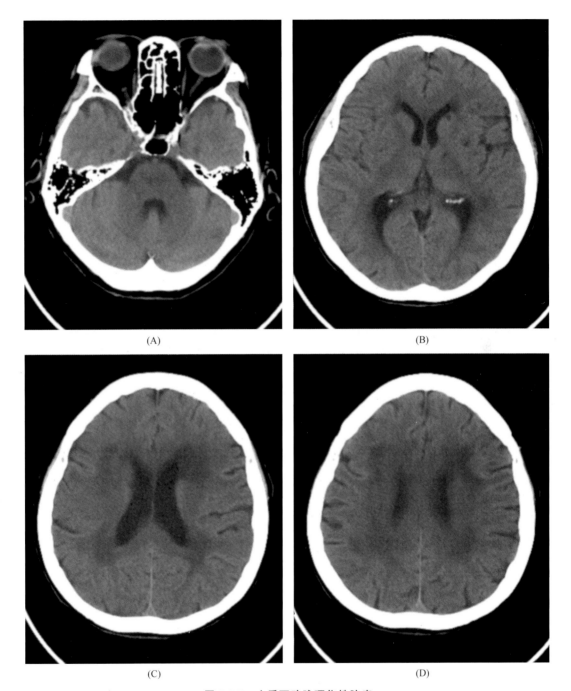

图 2-2-7 皮质下动脉硬化性脑病

【检查方法】

头颅 CT 平扫、增强及 CTA。

【CT 征象】

① 动静脉畸形（AVM）：平扫表现为等密度，伴发血肿时可见高密度出血灶；增强可见虫曲状、点条状、斑片状强化，部分可显示畸形血管团。

② 毛细血管扩张症：CT 平扫病灶呈等密度，增强扫描偶尔可见病变处轻微强化。

③ 静脉畸形：表现正常或表现为圆形或线条状略高密度影，增强扫描病灶呈明显强化。

当扩张的髓静脉和粗大的引流静脉与扫描层面平行时，呈边界清楚的线条状强化，髓静脉汇入一支粗大的导出静脉，注入邻近的硬膜窦、皮质或室管膜静脉。

④ 海绵状血管畸形：平扫常呈边缘清楚的圆形略高密度影，病灶发生钙化多见，病灶内可见不同期龄的出血密度影。增强后强化程度与病灶内血栓形成情况和钙化程度有关。

【报告范例1】

报告书写：双侧颅内大脑前动脉、大脑中动脉、大脑后动脉走行自然，管腔通畅，未见异常扩张及确切狭窄。右侧直窦汇入横窦，枕部颅板下可见迂曲扩张血管影，局部呈瘤样扩张，近端与脑膜动脉相连，远端分叉汇入直窦及上矢状窦（图2-2-8）。

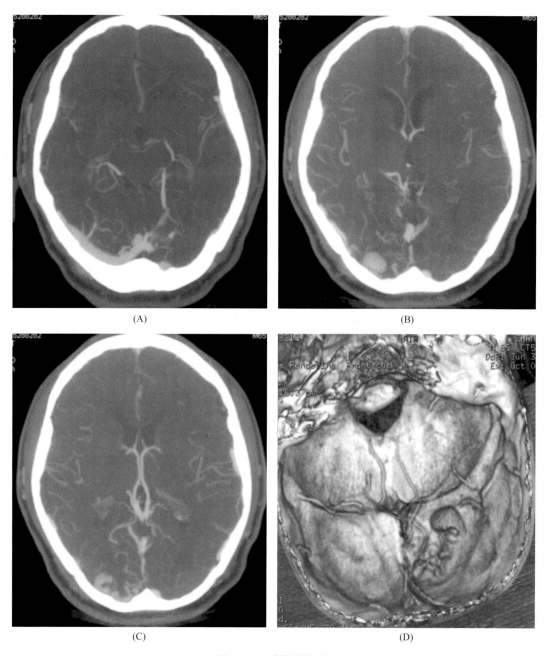

(A) (B)

(C) (D)

图2-2-8 动静脉畸形

【报告范例 2】

报告书写： 右枕叶可见小斑片状高密度斑片影，周围可见低密度水肿区。诸脑室大小、形态正常，脑沟、脑裂无增宽，中线结构居中。增强后未见确切异常强化灶及血管影（图 2-2-9）。

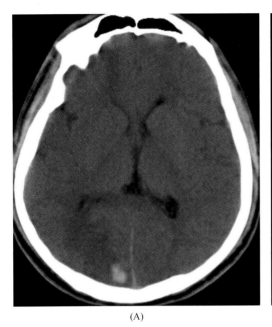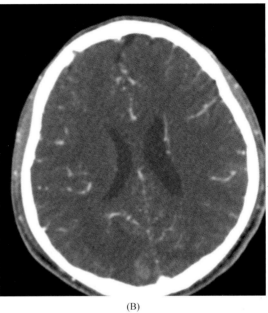

(A)　　　　　　　　　　　　　　　　　(B)

图 2-2-9　海绵状血管瘤

【报告技巧与提示】

MRI 检查对颅内血管畸形的诊断具有显著优越性，对于部分病灶平扫即可反映畸形血管内的血流情况，分辨出血、钙化及水肿，尤其是对于后颅窝的病灶，MRI 不受颅骨伪影的影响。

第三节　脑　肿　瘤

一、脑膜瘤

【临床线索】

脑膜瘤好发于中老年人，女性多见，起病缓慢。脑膜瘤多位于脑实质外有蛛网膜颗粒的部位，如大脑凸面和矢状窦旁处多见。分为良性、非典型性及恶性三类。良性肿瘤边界清楚，可见出血和钙化，有完整包膜，血运丰富，以广基底与硬脑膜相连，邻近骨质增生硬化较常见。非典型性及恶性脑膜瘤生长速度快并具有明显侵袭性，恶性脑膜瘤发病年龄大于良性及非典型性脑膜瘤，进展较快，术后复发更常见。

【检查方法】

头颅 CT 平扫及增强。

【CT 征象】

① 典型脑膜瘤多表现为等或稍高密度类圆形肿块，肿瘤囊变、坏死少见，钙化及瘤周

水肿多见，多有明显强化及硬膜尾征。

② 脑外肿瘤征象，白质塌陷征，广基底与硬脑膜相连，邻近脑沟、脑池扩大，静脉窦受压、阻塞等，邻近颅骨骨质增生硬化。

③ 非典型性及恶性脑膜瘤除具有典型脑膜瘤表现外尚具有向颅内外浸润性生长，颅外转移，密度不均匀，形态不整，包膜不完整，硬膜尾征不规则及术后易复发等特点。

【报告范例】

报告书写：平扫右侧桥小脑角区可见大小约为 3.5cm×4.0cm 类圆形软组织密度肿块影，密度均匀，CT 值约为 35Hu，病灶与硬脑膜关系密切，邻近骨质未见增生硬化。增强后肿块明显强化，强化均匀，CT 值约为 70Hu（图 2-3-1）。

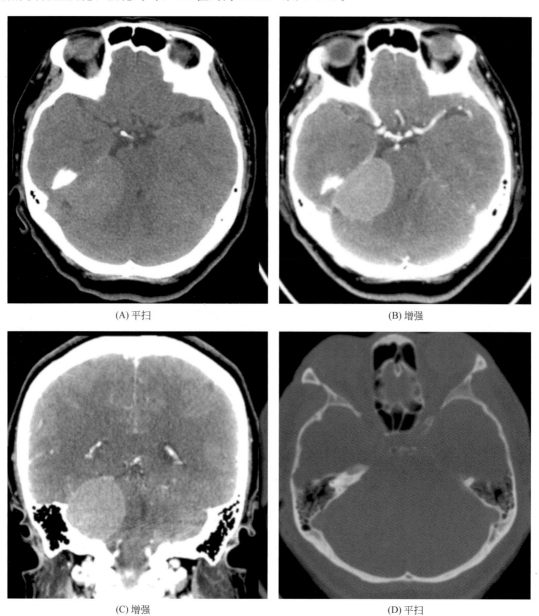

(A) 平扫 (B) 增强

(C) 增强 (D) 平扫

图 2-3-1　右侧桥小脑角区脑膜瘤

【报告技巧与提示】

①　书写报告时注意肿瘤的位置，如多位于大脑凸面，与硬脑膜关系密切，增强后可见硬膜尾征，肿块多明显均匀强化。

②　脑膜瘤具有脑外肿瘤的特征，如白质塌陷征。

③　如结论不定，可建议 MRI 检查，脑膜瘤在 MRI 上信号具有特征性。

二、胶质类肿瘤

【临床线索】

神经胶质瘤源于神经胶质细胞，主要包括星形胶质细胞瘤、少突胶质细胞瘤、室管膜瘤等。85％位于幕上，50％表现为多脑叶受累。临床症状因病灶的不同位置而不同。发生于大脑半球者，常见的症状为精神改变、感觉障碍、对侧肢体偏瘫和同向偏盲等；发生于中线者，早期可引起颅内压增高的症状；发生于脑干者，主要症状为头晕、复视、声音嘶哑、吞咽困难、眼球外展麻痹、角膜反射消失和肌力减退等；发生于小脑者，多伴有步态不稳、眼球震颤等。

【检查方法】

头颅 CT 平扫及增强。

【CT 征象】

①　低度星形胶质细胞瘤 CT 平扫呈境界不清的均匀低或等密度肿块，常位于一侧大脑半球，多无瘤周水肿。增强扫描一般不强化或轻度强化。

②　多形性胶质母细胞瘤 CT 平扫表现为边界不清的肿块，可见出血，钙化少见，病灶周围水肿明显。多侵及大脑深部，常沿胼胝体向两侧呈蝴蝶状扩散并可随脑脊液种植转移。增强后呈边界清晰的不均匀明显强化、环状或花边状不规则强化。

③　少突胶质细胞瘤呈低、等或稍高密度肿块，边界较清晰。大部分肿块有钙化且多位于肿块周边部，条索样较为特征。部分肿块内可见出血及囊变。增强后半数肿块可见不同程度强化。

④　室管膜瘤最常发生于第四脑室底，常为边界清楚的分叶状肿块。平扫时肿瘤的实质部分常呈低或等密度，半数可见瘤内散在钙化。可见囊变及出血。增强后大多数呈轻度至中度强化。

【报告范例 1】

报告书写：左颞叶可见大范围低密度水肿带，边界模糊，邻近侧脑室受压，中线结构右偏。余诸脑室大小、形态正常，脑沟、脑裂无增宽（图 2-3-2）。

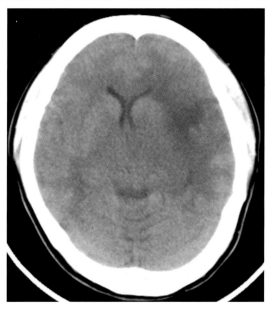

图 2-3-2　左颞叶星形细胞瘤（Ⅰ～Ⅱ级）

【报告范例2】

报告书写： 右颞叶见不规则低密度影，边界模糊，周围明显水肿。侧脑室受压变形，中线结构明显移位。余诸脑室大小、形态正常，脑沟、脑裂无增宽。增强后病变呈花环形边缘强化（图2-3-3）。

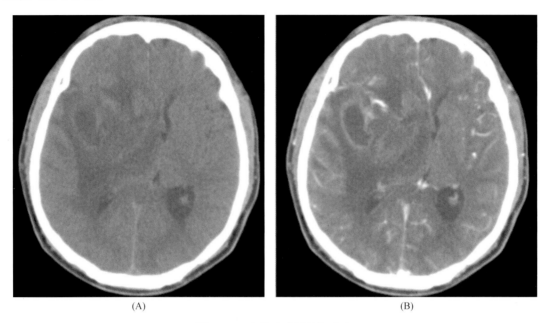

(A)　　　　　　　　　　　　　　　　　(B)

图2-3-3　右颞叶胶质母细胞瘤

【报告范例3】

报告书写： 右额叶见一不规则占位性病变，其内多发斑块状钙化，周围见环形低密度水肿带，轻度占位效应。中线结构向左侧偏。余诸脑室大小、形态正常，脑沟、脑裂无增宽（图2-3-4）。

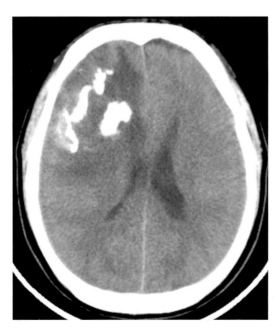

图2-3-4　右额叶少突胶质细胞瘤

【报告范例 4】

报告书写：第四脑室见一稍高密度肿块影，密度不均，其内可见多发钙化及小斑片状低密度坏死灶。双侧侧脑室及第三脑室扩张（图 2-3-5）。

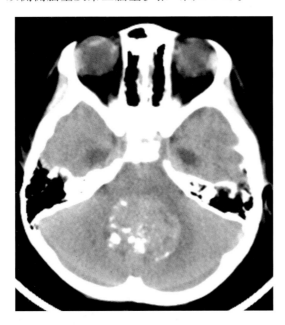

图 2-3-5　第四脑室室管膜瘤

【报告技巧与提示】

CT 在显示肿瘤内钙化、出血及颅骨有无累及等方面仍有独到之处，但 MRI 已成为中枢神经系统肿瘤诊断和鉴别诊断的首选检查方法，可作为 CT 进一步的检查方法。

三、垂体瘤

【临床线索】

垂体瘤为鞍区最常见肿瘤，分为功能性及无功能性。影像上根据肿瘤大小分为微腺瘤（≤1cm）和巨腺瘤（≥1cm）。常表现为压迫症状（如视力障碍、头痛、垂体功能低下等）和内分泌亢进症状（取决于分泌激素的种类）。

【检查方法】

鞍区 CT 平扫及增强。

【CT 征象】

① 垂体微腺瘤：CT 直接显示垂体微腺瘤不佳，但一些间接征象可以协助诊断，包括鞍底局限性下陷或骨质吸收、垂体高度增加且上缘向上凸、垂体柄移位、垂体向外膨隆推压颈内动脉等。

② 垂体巨腺瘤：肿瘤多呈椭圆形或分叶状，边缘光整。腺瘤实质部分一般呈等密度，囊变、坏死区呈低密度，出血呈高密度，钙化少见。增强后肿瘤组织明显强化。

③ 垂体卒中：常继发于垂体腺瘤出血或缺血性坏死，影像检查可见到鞍区肿块突然增大及相应病理改变的影像学表现。

【报告范例】

报告书写：扫面显示垂体窝开大，内见不规则形软组织密度团块影，大小约为 2.0cm×1.5cm，边界尚清，并向上生长推挤视交叉，病灶周边骨质略变薄。余未见明显异常

（图 2-3-6）。

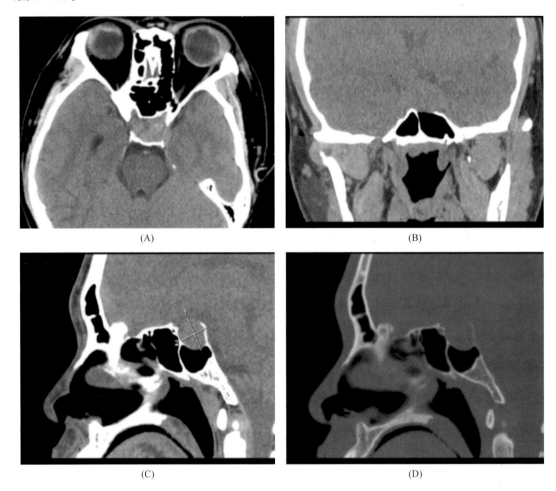

(A)

(B)

(C)

(D)

图 2-3-6 垂体瘤

【报告技巧与提示】

垂体微腺瘤常无明显 CT 异常改变，MRI 有助于微腺瘤的发现。CT 上诊断微腺瘤应结合影像表现及血清激素改变、临床症状做出诊断。垂体大腺瘤具有典型鞍内肿瘤特征，容易诊断。

四、听神经瘤

【临床线索】

听神经瘤为桥小脑角区最常见的脑外肿瘤。通常以内听道为中心向桥小脑角生长。好发于成人。症状主要与累及脑神经有关，可表现为患侧听神经、面神经、三叉神经受损症状，也可表现为小脑、脑干受压或颅内高压症状。

【检查方法】

头颅 CT 平扫及增强。

【CT 征象】

① 多呈椭圆形或不规则形，占位效应明显，多呈等、低密度肿块，增强后实质部分多呈明显强化。

② 患侧桥小脑角池受压移位及内听道扩大。

【报告范例】

　　报告书写： 平扫显示右侧内听道开大，右侧桥小脑角区可见软组织密度肿块影，边界欠清，四脑室明显受压左移。增强扫描可见右侧桥小脑区肿块明显均匀强化，与乳突相通（图 2-3-7）。

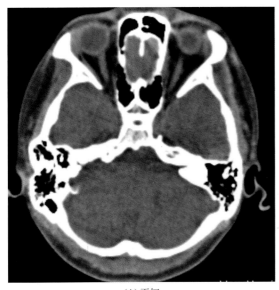
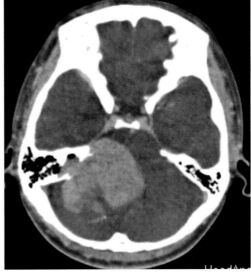

　　　　(A) 平扫　　　　　　　　　　　　　　　　(B) 增强扫描

图 2-3-7　右侧听神经瘤

【报告技巧与提示】

　　① CT 平扫时听神经瘤与脑实质比较呈等密度，较小时不易发现，注意在骨窗上观察内听道有无扩张，肿瘤周围有无占位效应。

　　② 在 CT 平扫中发现桥小脑角区异常时一定要建议增强检查，注意与脑膜瘤区别，必要时建议 MRI 检查。

五、颅咽管瘤

【临床线索】

　　儿童和青少年最常见。多位于鞍上或肿瘤大部分位于鞍上，为鞍区肿瘤的第二位。临床表现常因肿瘤生长速度与发病年龄不同而表现不一，可出现颅内高压症状（肿瘤累及室间孔，引起脑脊液循环通路受阻），可出现内分泌紊乱，发育迟缓（压迫下视丘和垂体前叶），可出现视力与视野改变（压迫视交叉）。

【检查方法】

　　头颅 CT 平扫及增强。

【CT 征象】

　　① 平扫所见囊性颅咽管瘤多表现为边缘清楚之圆形或类圆形低密度影，少数为分叶状，常可见点状或弧形钙化；实性颅咽管瘤一般为等密度或略高密度，其内可有点片状钙化，实性颅咽管瘤 CT 值也可较低，可能与瘤内含较多胆固醇有关，密度高与含蛋白及钙化有关。颅咽管瘤钙化率高，儿童高达 90%，成人约 30% 典型者呈蛋壳状样钙化。

② 增强扫描大多数均有增强，实质部分为均匀增强，囊性部分呈壳状增强。

【报告范例】

报告书写：平扫见鞍上池内一分叶状囊性肿物影，边界清楚。三脑室受压变形，双侧脑室明显扩张。增强扫描鞍上池肿物无明显强化（图 2-3-8）。

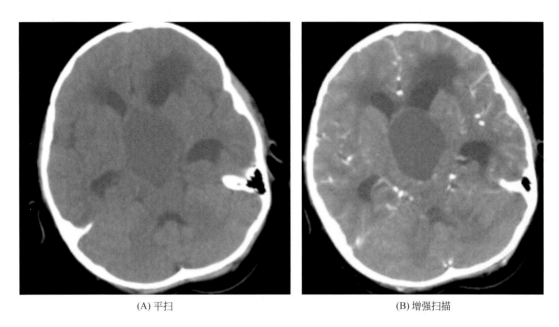

(A) 平扫 (B) 增强扫描

图 2-3-8 颅咽管瘤

【报告技巧与提示】

位于鞍区的肿瘤如为囊实性且实质部分有增强，同时伴钙化，一般首先考虑该肿瘤。实质性颅咽管瘤应与垂体瘤、鞍区脑膜瘤和生殖细胞瘤鉴别；囊性者应与蛛网膜囊肿或表皮样囊肿鉴别；囊实性合者应与星形细胞肿瘤鉴别。

六、脑转移瘤

【临床线索】

好发于中老年，原发癌以肺癌最多见，其次为乳腺癌、肾癌。临床表现与肿瘤的占位效应有关，常见症状有头痛、恶心、呕吐、共济失调和视乳头水肿等。

【检查方法】

头颅 CT 平扫及增强。

【CT 征象】

① 平扫肿瘤多位于灰白质交界区，呈低或等密度肿块，其内可见出血、囊变或坏死。常可见明显瘤周水肿区，其水肿程度与肿瘤大小不成比例。占位效应明显。

② 增强后肿块呈结节状或环状强化，且强化环厚薄不均，强化不均匀。

【报告范例】

报告书写：双侧枕叶、顶叶灰白质交界处均可见环形病灶，密度稍高，中心可见低密度坏死，病灶边界较清晰，周围可见低密度水肿影。诸脑室大小、形态正常，脑沟、脑裂无增宽（图 2-3-9）。

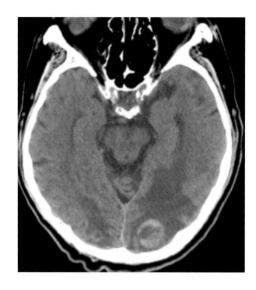

图 2-3-9　脑转移瘤

【报告技巧与提示】

转移瘤多有明显原发肿瘤病史。如原发肿瘤病史不明确，且脑内病灶不典型，表现为多发病灶时应与多发脑脓肿等疾病鉴别，根据临床表现及脑转移瘤 CT 征象不难鉴别。

■■■ 第四节　颅 脑 损 伤 ■■■

一、脑挫裂伤

【临床线索】

有明确外伤史，主要表现为颅内压增高症状及神经系统定位体征，可出现脑疝。脑桥、延髓撕裂者一般伤后即刻死亡。

【检查方法】

头颅 CT 平扫。

【CT 征象】

① 脑实质内片状低密度水肿区及其内高密度出血灶。

② 可合并颅骨骨折、硬膜下（或硬膜外）出血、蛛网膜下腔出血。

【报告范例】

报告书写： 右侧额叶可见片状低密度影，其内可见斑片状、斑点状高密度影，邻近大脑纵裂池密度增高。右侧颞枕板下可见新月形高密度影，并见散在气体影。中线结构向左侧移位。右侧额骨、颞骨可见骨折线，并累及右侧额窦（图 2-4-1）。

【报告技巧与提示】

病理可以将脑挫伤和脑裂伤区分开。脑挫伤时脑组织可有局限性、散在水肿、出血，软脑膜和蛛网膜完整；脑裂伤时伴有软脑膜、蛛网膜和脑组织的裂开，常有较多出血。实际工作中二者统称为脑挫裂伤，治疗原则相同。CT 不易发现脑挫裂伤合并微出血，如果患者伤情较重，而且 CT 表现与临床症状不符，建议进一步 MRI 检查，特别是 MRI 磁

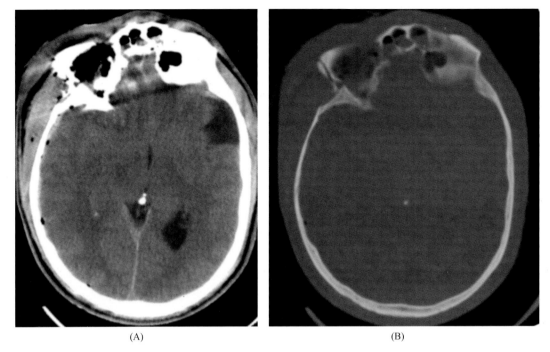

(A) (B)

图 2-4-1 右侧额叶脑挫裂伤

敏感检查。

二、弥漫性脑损伤

【临床线索】

又称剪切伤,是由于头颅受到突然加速/减速力、旋转力的作用,引起皮质、髓质相对运动而导致相应部位的撕裂及轴索损伤。病理上肉眼仅可见弥漫性点状出血灶及蛛网膜下腔出血,显微镜可见轴索损伤。临床上伤势一般较重且死亡率高,患者往往于损伤即刻出现昏迷,同时可有偏瘫、颈项强直等体征。脑脊液检查呈血性。

【检查方法】

头颅 CT 平扫。

【CT 征象】

病灶较弥漫,呈双侧性,表现为大脑皮质、髓质交界部位出现多发点状高密度灶,部分病例可见蛛网膜下腔出血。

【报告范例】

报告书写:右额叶、颞叶灰质、白质交界区及胼胝体可见多发斑点状高密度影,小脑幕密度增高,右侧额骨可见斜行骨折线,颅板下可见少量积气。中线结构向左侧移位。余诸脑室大小、形态正常,脑沟、脑裂无增宽(图 2-4-2)。

【报告技巧与提示】

损伤当时行 CT 检查可无任何阳性发现或仅有轻微改变,所以首次 CT 检查阴性患者可见建议再次 CT 检查或者进一步 MRI 检查,可发现早期 CT 不能发现的点状出血灶。

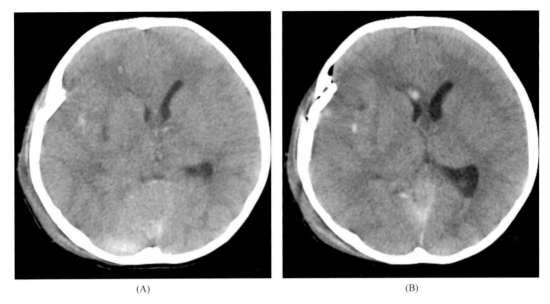

(A)   (B)

图 2-4-2　弥漫性脑损伤

三、硬膜外血肿

【临床线索】

硬膜外血肿多发生于头颅直接损伤部位，颞顶部为好发部位，脑膜血管尤其是脑膜中动脉破裂是常见出血来源。临床上主要表现为意识障碍，典型病例呈头部外伤→原发性昏迷→中间意识清醒→继发性昏迷，严重者可出现脑疝。

【检查方法】

头颅 CT 平扫。

【CT 征象】

① 血肿表现为颅骨内板下双凸形高密度区，边界锐利，血肿可跨越中线，但不跨越颅缝。血肿密度多均匀。不均匀的血肿，早期可能与血清溢出、脑脊液或气体进入有关，后期与血块溶解有关。

② 血肿可见占位效应，侧脑室受压、变形和移位，中线结构移位。约 80% 的患者并发血肿同侧的颅骨骨折。血肿压迫邻近的脑血管，可出现脑水肿或脑梗死，CT 表现为血肿邻近脑实质局限性低密度区。

【报告范例】

报告书写：左侧颅板下弧形高密度影。脑沟大量高密度影中线左移、脑干密度减低。脑沟、脑裂可见高密度影，脑池宽度未见明显扩大和缩小（图 2-4-3）。

【报告技巧与提示】

怀疑上矢状窦血肿，应用冠状面扫描，情况允许时，可以薄层扫描至颅顶，直接或者图像重建观察均有帮助。

四、硬膜下血肿（积液）

【临床线索】

硬膜下血肿多见于对冲伤，由于着力点对侧暴力冲击引起皮质桥静脉撕裂出血而形成，

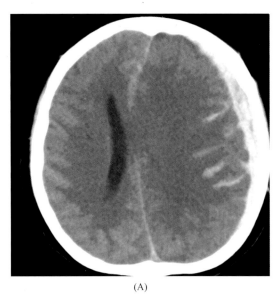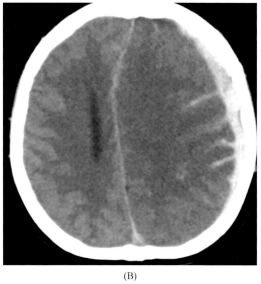

(A)　　　　　　　　　　　　　　　(B)

图 2-4-3　左颞部硬膜外血肿

常常合并严重的脑皮质挫裂伤。血肿多呈新月形，可骑跨颅缝，但不跨越中线。可分为急性、亚急性和慢性，前两者较多见。外伤性硬膜下积液又称外伤性硬膜下水瘤。头部着力时脑在颅腔内移动，造成脑表面、外侧裂池等处蛛网膜撕裂，脑脊液经瓣状蛛网膜破口进入硬脑膜下腔且不能回流。临床上患者可有昏迷、单侧瞳孔散大和其他脑压迫症状。并发脑疝时可危及生命。

【检查方法】

　　头颅 CT 平扫。

【CT 征象】

　　① 急性硬膜下血肿表现为位于硬膜和蛛网膜之间的新月形均匀性高密度灶；亚急性期时随凝血块溶解，病灶 CT 值逐渐衰减，有时可见液－液平面。慢性期硬膜下血肿常表现为梭状低密度灶。

　　② 硬膜下积液在 CT 平扫上表现为均一的脑脊液密度，呈新月形，位于受压的脑组织与颅骨之间。老年人多为双侧性。

【报告范例 1】

　　报告书写：右侧颅板下可见条带状低密度影，内见模糊片状高密度影，脑实质受压内移，中线结构左移，右侧侧脑室厚增宽，左侧额叶部分脑沟增宽，局部与左侧侧脑室相通，双侧侧脑室旁可见片状低密度影。大脑镰密度增高（图 2-4-4）。

【报告范例 2】

　　报告书写：右侧颅骨骨板下可见弧形低密度影，病灶内见散在高密度影。右侧脑实质受压，脑沟变浅，双侧侧脑室受压变形，右侧变窄，左侧侧脑室增宽，脑干变形，中线结构左偏（图 2-4-5）。

【报告范例 3】

　　报告书写：左侧额叶脑外间隙增宽，呈梭形低密度影，余脑实质内未见异常密度改变（图 2-4-6）。

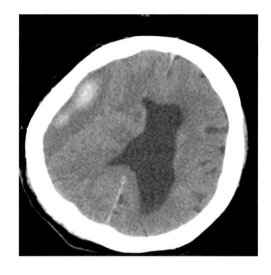

图 2-4-4 右侧亚急性硬膜下血肿

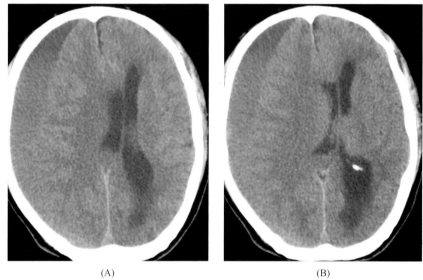

(A)   (B)

图 2-4-5 左侧亚急性硬膜下血肿

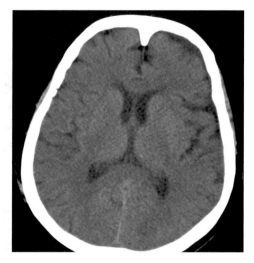

图 2-4-6 硬膜下积液

【报告技巧与提示】

① CT 诊断急性硬膜下血肿迅速可靠，而 MRI 对等密度的亚急性和慢性硬膜下血肿的诊断价值更高。

② 硬膜下积液需与慢性硬膜下血肿相鉴别：血肿由于蛋白质含量增加，其 CT 值稍高于脑脊液；血肿有包膜，增强后扫描可见包膜强化；硬膜下积液更好发于双侧。

第五节 颅内感染性疾病

一、颅内化脓性感染

【临床线索】

化脓性脑炎和脑脓肿是由化脓性病原体侵入脑组织引起的局限性化脓性炎症。依据感染来源可为耳源性、鼻源性、损伤性、血源性及隐匿性。脑脓肿可以是单发、多发或多房性。一般患者具有急性感染症状、颅内高压症状和脑局灶性症状。如合并化脓性脑膜炎常出现多种颅内并发症而出现相应症状。

【检查方法】

头颅 CT 平扫及增强。

【CT 征象】

① 脑炎：早期 CT 平扫可表现为皮质下或皮质、髓质交界区局灶性不规则、边界模糊低密度灶，占位效应明显。增强后低密度区无强化或呈不规则强化。晚期脑软化坏死逐渐融合，病灶趋于局限化。

② 脑脓肿：脓肿中央的坏死组织和脓液为低密度，周边可见等密度或略高密度环形脓肿壁，最外围可见水肿带。增强扫描显示脓肿内仍为低密度，脓肿壁轻度强化，可辨别出脓腔、脓肿壁和水肿带三个部分。若脓肿内有气体形成可见更低密度影。

③ 脑膜炎：早期可无阳性发现。感染进一步发展可因脑膜充血和蛛网膜渗出而显示脑沟、脑池、脑裂，尤其是基底池的密度增高或闭塞。增强扫描软脑膜和脑表面呈曲线样或脑回样强化。

【报告范例】

报告书写：右侧额叶可见类圆形低密度灶，中心可见斑片等密度区，边缘有环状稍高密度囊壁，外周可见水肿带，局部脑回增宽，邻近正常脑实质受推挤移位（图 2-5-1）。

【报告技巧与提示】

① 根据影像表现和感染症状病史可以做出诊断。注意应与其他具有环形强化的病变如脑肿瘤、转移瘤、肉芽肿、脑内血肿等相鉴别。

② 诊断不明时可见建议进一步 MRI 检查，MRI 是脑脓肿最佳影像学检查方法，可以显示早期脓肿壁的形成，更易区分坏死、液化和脑炎。对于脑膜炎和室管膜炎的诊断 MRI 比 CT 敏感。

二、脑囊尾蚴病

【临床线索】

脑囊尾蚴病又称脑囊虫病，是链状带绦虫（猪肉绦虫）的囊尾蚴寄生于脑内者造成的疾

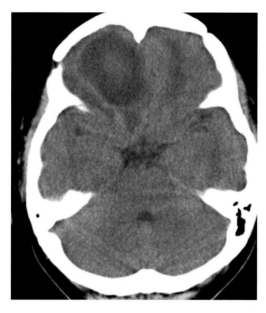

图 2-5-1 右侧额叶脑脓肿

病。依据寄生部位分为脑实质内型（以大脑皮质运动区多见）、脑室内型及软脑膜型。脑室内型及软脑膜型囊尾蚴表现为脑室内及蛛网膜下腔单发或多发水泡样结构，可引起室管膜炎、蛛网膜炎及梗阻性脑积水。

临床上脑囊尾蚴病一般起病缓慢，癫痫发作是最常见症状，其他症状有头痛、局灶性神经功能障碍以及精神障碍等。脑脊液沉淀可查出嗜酸性粒细胞，囊虫尾蚴疫试验阳性。

【检查方法】

头颅 CT 平扫及增强。

【CT 征象】

① 脑实质型：常位于灰质、白质交界区，常为多发。囊泡期平扫表现为脑实质内单发或多发的小圆形囊性低密度影。典型者囊泡内可见小结节状等密度影，即囊尾蚴的头节。增强扫描多数低密度灶不强化，少数呈结节状或环状强化；胶样囊泡期病灶密度增高，头节逐渐消失，周围水肿明显。结节肉芽肿期平扫呈不规则低或稍高密度灶，周围可见不同程度水肿，增强后病灶呈结节样或环形强化。钙化期表现为高密度影，增强后病灶不强化。

② 脑室型及软脑膜型：囊尾蚴寄生于脑室系统内或蛛网膜下腔。由于囊壁很薄，囊液密度又近似于脑脊液，故平扫很难显示，主要借助间接征象如脑室、脑脊液腔隙不对称或局限性扩大来判断病灶的存在。常伴交通性脑积水，增强扫描偶尔可显示病灶环形强化。软脑膜型还可显示肉芽肿性脑膜炎所致的基底池强化。

【报告范例】

报告书写：脑实质及脑池、脑裂系统内见多发类圆形囊性低密度灶，部分囊内可见点状高密度结节影，周围未见明显水肿带。另脑实质内还可见多发钙化结节。脑室系统无扩张，中线结构居中（图 2-5-2）。

【报告技巧与提示】

① 有摄入含囊尾蚴猪肉史和典型 CT 表现者诊断不难。

② MRI 是脑囊尾蚴病的首选影像检查方法，对脑室内、脑干及大脑半球表面的囊尾蚴病灶较 CT 敏感。

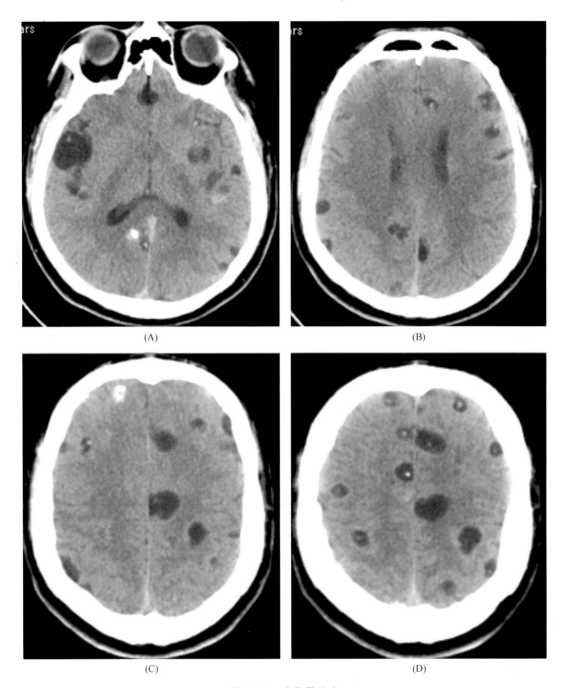

图 2-5-2 脑囊尾蚴病

③ 实验室上脑脊液沉淀可查出嗜酸性粒细胞，囊尾蚴免疫试验阳性。

第三章

头颈部疾病CT诊断报告书写技巧

一、眼眶影像解剖基础

见图 3-1-1。

报告书写要点：注意眶壁骨质完整性，眼球形态、大小及密度是否有异常；眼肌及视神经走行、增粗或萎缩等情况。

报告示范：双侧眼眶眶壁完整，眼环大小、形态、密度未见异常，眼肌及视神经显示良好，所示副鼻窦未见异常。

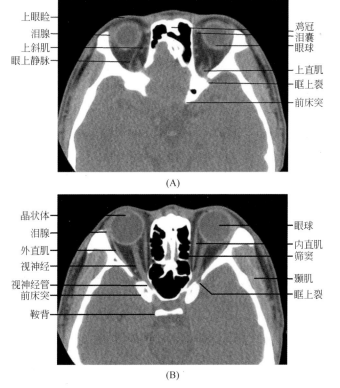

图 3-1-1

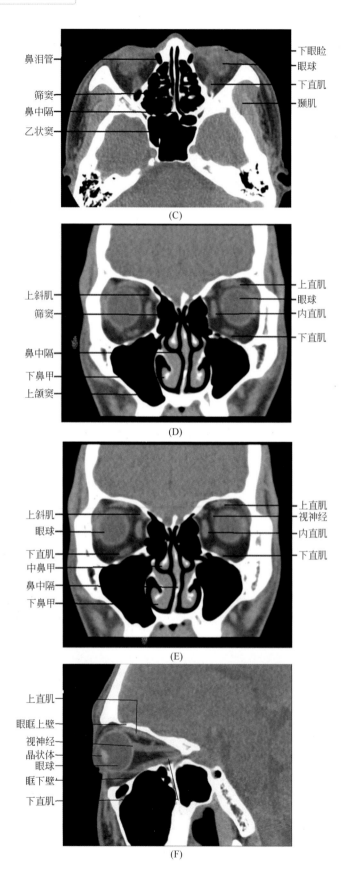

鼻泪管

筛窦

鼻中隔

乙状窦

下眼睑

眼球

下直肌

颞肌

(C)

上斜肌

筛窦

鼻中隔

下鼻甲

上颌窦

上直肌

眼球

内直肌

下直肌

(D)

上斜肌

眼球

下直肌

中鼻甲

鼻中隔

下鼻甲

上直肌

视神经

内直肌

下直肌

(E)

上直肌

眼眶上壁

视神经

晶状体

眼球

眶下壁

下直肌

(F)

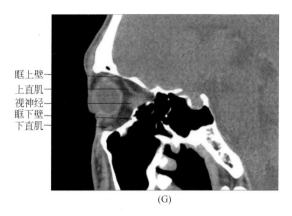

眶上壁
上直肌
视神经
眶下壁
下直肌

(G)

图 3-1-1 眼眶 CT 影像解剖

二、耳部影像解剖基础

见图 3-1-2。

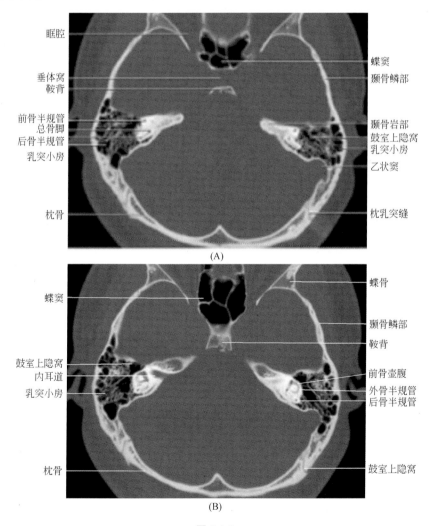

眶腔
垂体窝
鞍背
前骨半规管
总骨脚
后骨半规管
乳突小房
枕骨

蝶窦
颞骨鳞部
颞骨岩部
鼓室上隐窝
乳突小房
乙状窦
枕乳突缝

(A)

蝶窦
鼓室上隐窝
内耳道
乳突小房
枕骨

蝶骨
颞骨鳞部
鞍背
前骨壶腹
外骨半规管
后骨半规管
鼓室上隐窝

(B)

图 3-1-2

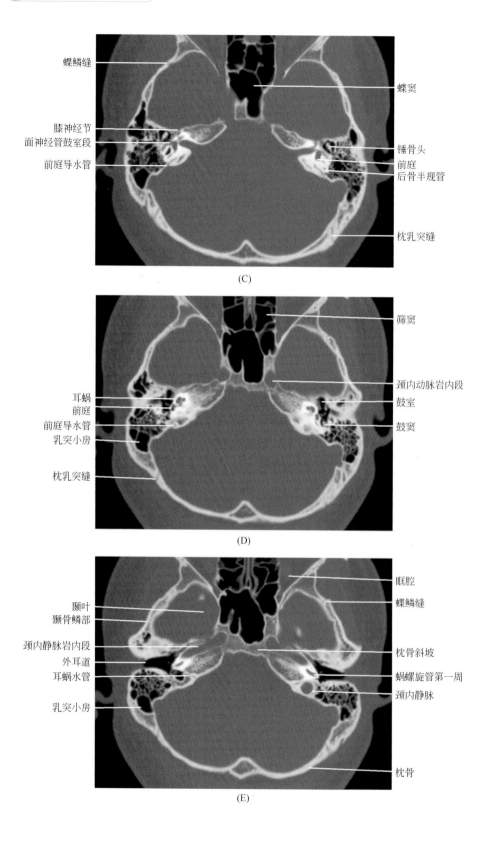

(C)

(D)

(E)

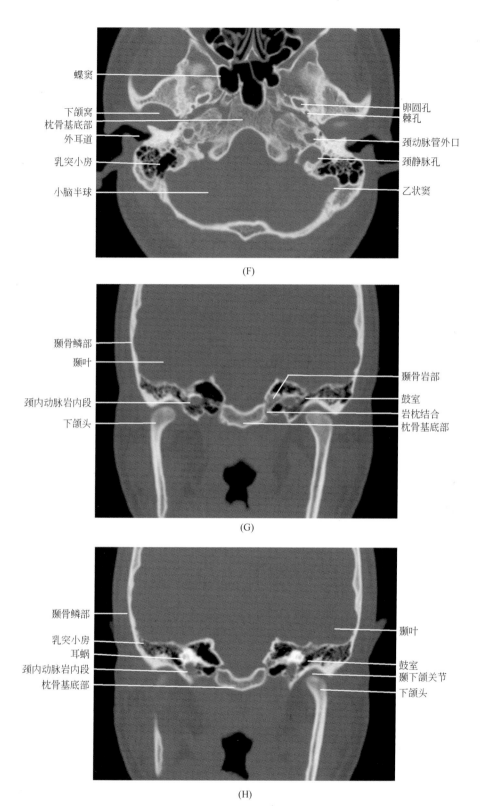

(F)

(G)

(H)

图 3-1-2

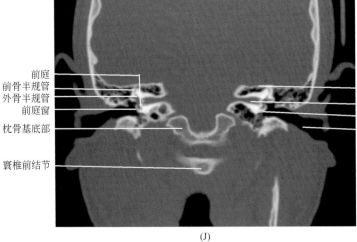

颞叶

鼓室上隐窝
锤骨柄
鼓室
枕骨基底部

乳突小房
耳蜗
颈动脉外口
下颌头

(I)

前庭
前骨半规管
外骨半规管
前庭窗
枕骨基底部

寰椎前结节

鼓室盖壁
内耳道
窝螺旋管
外耳道

(J)

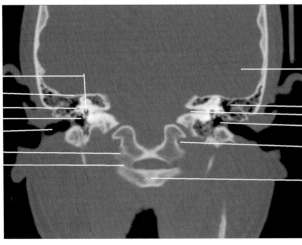

前骨半规管
鼓室盖壁
外骨半规管
前庭
外耳道
枕髁
寰枕关节

颞叶

乳突窦间隔
内耳道
鼓室

舌下神经管

寰椎前结节

(K)

图 3-1-2　耳部 CT 影像解剖

报告书写要点：注意乳突透过度是否良好，中耳鼓室是否有异常密度影；听小骨大小、形态及位置的改变。

报告示范：双侧乳突蜂房透过度良好，呈气化型乳突，中耳鼓室、听小骨未见异常，内耳未见异常。

三、颈部影像解剖基础

见图 3-1-3。

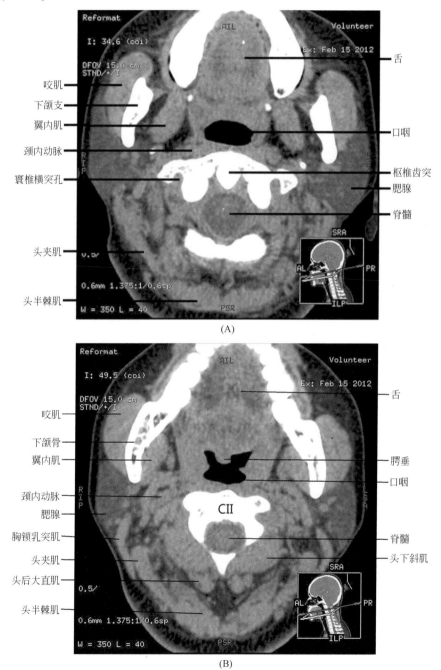

图 **3-1-3**

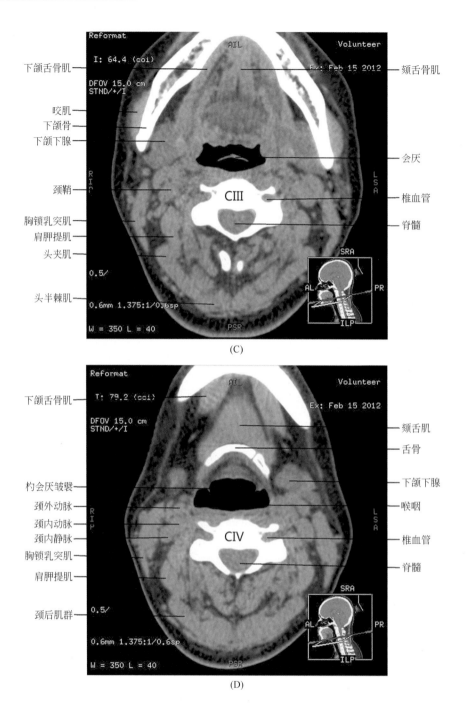

(C)

(D)

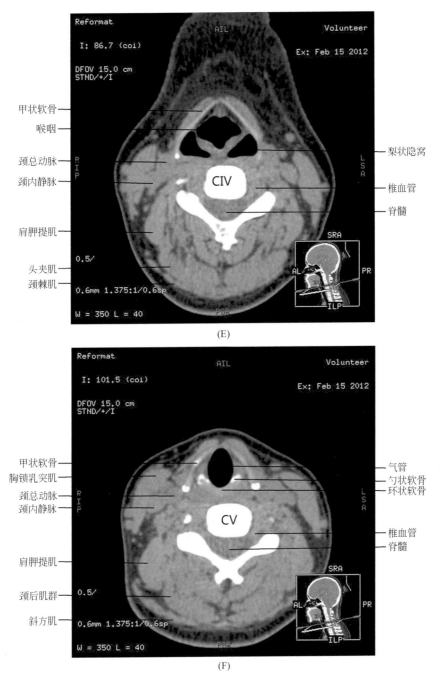

图 3-1-3

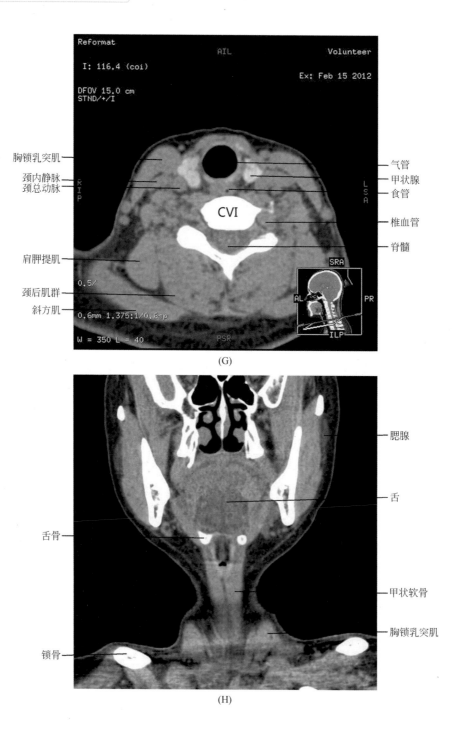

胸锁乳突肌

颈内静脉
颈总动脉

气管
甲状腺
食管

椎血管

脊髓

肩胛提肌

颈后肌群

斜方肌

(G)

腮腺

舌

舌骨

甲状软骨

胸锁乳突肌

锁骨

(H)

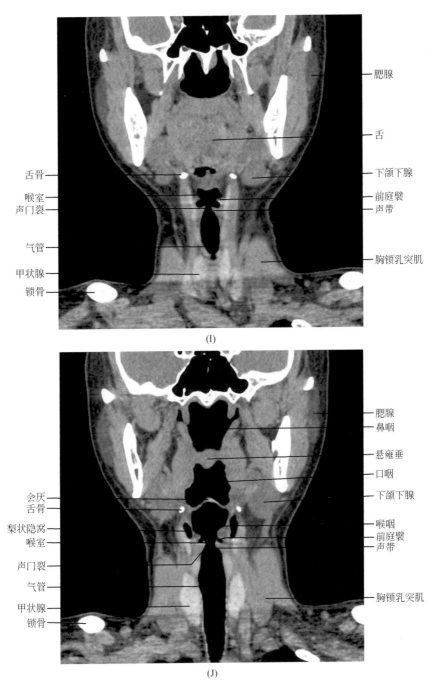

(I)

(J)

图 3-1-3

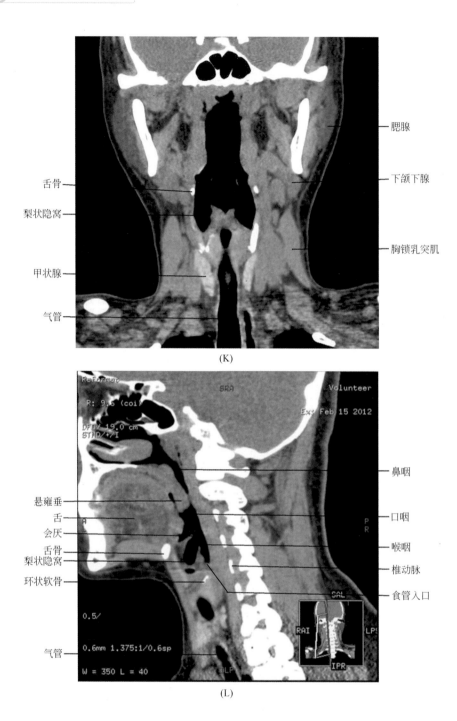

(K)

(L)

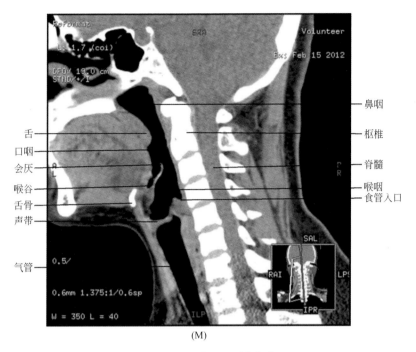

图 3-1-3　颈部 CT 影像解剖

四、正常报告书写要点及示范

报告书写要点：注意口咽、鼻咽、喉咽以及喉腔形态是否异常；腮腺、下颌下腺及甲状腺形态、大小及密度是否异常；还要注意颈部淋巴结情况。

报告示范：双侧咽隐窝清晰，咽后壁光整，轮廓清晰，密度未见异常。会厌、双侧勺会厌皱襞、声襞走行自然，移行区未见异常密度。双侧梨状隐窝、声门腔轮廓清晰。颈部未见肿大淋巴结。

■■■ 第二节　眼 部 疾 病 ■■■

一、眼眶骨折

【临床线索】

眼眶骨折可分为爆裂骨折、直接骨折和复合型骨折。

① 爆裂骨折最常见，指外力作用于眼部使眶内压力骤然增高导致眶壁发生骨折而眶缘无骨折，即骨折不是外力直接作用于眶壁而是经过眶内容物的传导作用于眶壁所致，常发生于比较薄弱的眶内壁、下壁。眶内壁、下壁变形、骨质不连续伴眶内脂肪疝出是常见的爆裂骨折征象。爆裂骨折导致的视神经管骨折一般都致视神经严重损伤，迅速出现视力下降。

② 直接骨折指外力直接作用而发生的骨折，多见于眶缘。

③ 复合型骨折是指上述两种骨折同时存在。

【检查方法】

轴位、矢状位、冠状位片。

【CT征象】

① 直接征象：眶壁骨质连续性中断、粉碎或骨折片移位。眶内壁骨质往往表现为凹陷变形。螺旋CT三维重建能更准确、全面地显示骨折。

② 间接征象：眶内积气（鼻窦内气体进入）；近邻鼻窦窦腔积液、密度增高；眶内脂肪及眼外肌疝入鼻窦；软组织肿胀；眼球后退。眶内血肿、积气及颅脑损伤。骨折整复术后，CT可显示植入的人工骨与眼外肌的关系。

【报告范例】

报告书写：扫描可见左侧眼眶内壁可见骨质连续性中断，断端向左侧筛窦内移位，伴有眶内脂肪疝出，相应鼻窦可见黏膜肿胀，左眼内直肌局限性略增粗。其余结构未见明显异常（图3-2-1）。

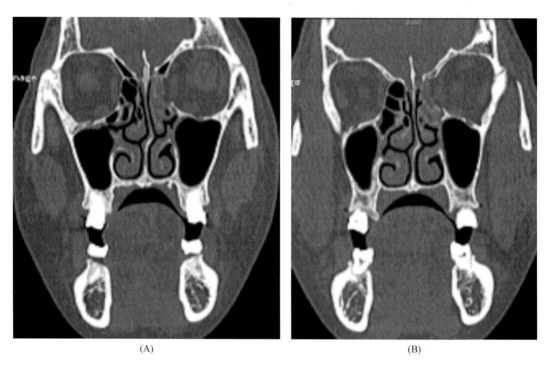

(A)   (B)

图 3-2-1　左侧眼眶上壁、内侧壁骨折

【报告技巧与提示】

CT尤其是三维重建是诊断眼眶骨折最准确的方法，视神经管细小，CT检查需应用薄层扫描和骨窗观察。中线区的骨折可伴发鼻泪管骨折，造成鼻泪道阻塞，应注意提示临床。

二、眶内异物

【临床线索】

眼眶异物伤是眼外伤中常见的一种，多伴有眼球穿孔伤，大多发生于锤凿物体、车床加工或爆炸过程中，由于锐利器具刺破及其飞出的异物碎屑穿通眼球表面或眼睑、遗存于眼球或眼眶内所致。

【检查方法】

轴位、矢状位、冠状位片。

【CT 征象】

① 金属异物表现为异常的高密度影，周围有明显的放射状金属伪影。

② 非金属异物在 CT 上又可分为高密度和低密度非金属异物。高密度非金属异物包括沙石、玻璃和骨片等，一般无明显伪影；低密度非金属异物如木质异物，较大者 CT 能显示，而较小者如木屑、泥沙等常难显示。

③ CT 可清晰准确地显示眶内异物的位置及数量，及其与眶内结构的关系。

【报告范例】

报告书写： 右侧眼眶内壁可见骨质连续性中断，可见条状低密度影插入筛窦，外缘贴近眼环。内直肌完整，走行正常。伴有眶内脂肪疝入筛窦，相应鼻窦可见黏膜肿胀及少量积液，眼下直肌略增粗（图 3-2-2）。

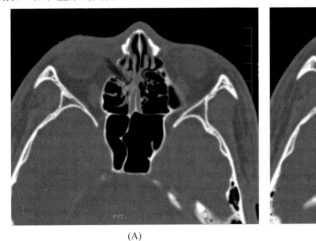
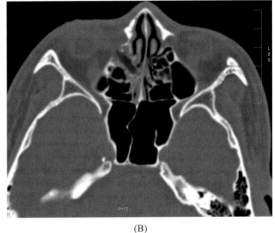

(A) (B)

图 3-2-2 眶内异物

【报告技巧与提示】

CT 具有较高的密度分辨率，并可多平面成像，检出眼部异物敏感性和准确性优于 X 线片，应作为首选常规检查。

三、眶内炎性假瘤

【临床线索】

① 本病可能与免疫反应有关，无特异性或局部特定原因，其病理特点为眼眶内组织，特别是眼外肌肿胀，形成肿瘤样病变，镜下可见淋巴细胞、浆细胞弥漫性浸润，纤维结缔组织增生，血管增生，血管壁变性等改变。

② 本病多为单侧发病，部分病例也可双侧相继发病，一般为突然起病，有急性炎症表现，早期有眼痛伴流泪、眼睑红肿、结膜充血、水肿，继而眼球突出、眼球运动障碍、视力下降，在眶缘可触及疼痛性硬块，多数病例经激素和抗感染治疗可消退，但停药后又可反复发作，此为与真性肿瘤不同之处。

【检查方法】

轴位、矢状位、冠状位片。

【CT 征象】

（1）平扫

① 泪腺型：泪腺弥漫性增大，以睑部为著，基本保持正常泪腺形态，密度均匀。泪腺窝骨质一般无改变。

② 眼外肌型：一条或多条眼外肌弥漫性肥厚，同时累及肌腹及肌腱，眼环可有增厚、模糊。眼外肌受累频率由大到小依次为内直肌、外直肌、上直肌、下直肌。

③ 肿块型：可发生于眶前部及球后方。肌锥内外均可发生。表现为边界不清晰的规则或不规则软组织肿块，可达眶尖。

④ 弥漫型：病变广泛，主要累及眶内脂肪，使其弥漫性密度增高；还可累及眶内其他结构，表现为眼环增厚模糊、眼外肌及视神经增粗、泪腺增大。严重者球后结构分辨不清，形成所谓"冰冻眼眶"，病程长者可伴有眶腔增大及眶壁骨质增厚硬化。

（2）增强扫描　假瘤大多表现为轻度或中度强化。

【报告范例】

报告书写：双侧眶腔基本对称，眶壁骨质连续规则，眶上裂、眶下裂及视神经管未见扩大。双侧眼球大小、形态及球内结构未见异常改变。双侧眼外肌及视神经未见增粗，轮廓清楚。眶脂体内未见异常密度影。右侧侧泪腺弥漫性肿大，密度均匀略减低，后角仍为锐角。双侧眶隔前组织未见异常改变（图 3-2-3）。

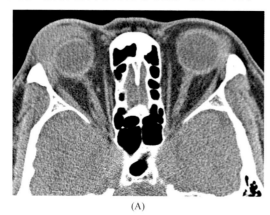
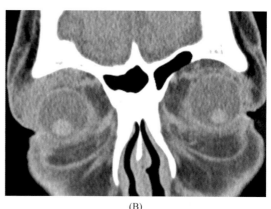

(A)　　　　　　　　　　　　　　(B)

图 3-2-3　眶内炎性假瘤

【报告技巧与提示】

① 泪腺型炎性假瘤保持泪腺的形态是其与泪腺肿瘤的鉴别要点。

② 眼外肌型炎性假瘤应与 Graves 眼病鉴别，一般前者增厚的眼外肌常外形不清或不规则，同时累及肌腹及肌腱使之增厚，且常有眼球壁、泪腺等改变；而后者外形清楚，以肌腹增厚为主，眼外肌前 1/3 的肌腱部分不受累及。

③ 肿块型炎性假瘤应与眶内真性肿瘤鉴别，一般良性肿瘤多有完整包膜，而淋巴瘤则边缘不规整，边界模糊，并可见邻近结构的侵犯。结合有无炎性病变可资鉴别。

④ 弥漫型炎性假瘤应与眼眶蜂窝织炎鉴别，蜂窝织炎眶内软组织急性化脓性炎症，一般临床症状重，病程短而急，产气菌感染或与鼻窦相通可有积气，且可有眶骨结构破坏。

四、海绵状血管瘤

【临床线索】

主要表现为缓慢渐进性无痛性眼球突出，压迫眼球可还纳。病程较长，可由数月至数年。眼球多活动自如，视力多无减退或出现较晚。海绵状血管瘤是成人最常见的眼眶良性肿瘤，多见于 30～50 岁，女性稍多。肿瘤多位于眼眶肌锥内，绝大多数为单发，生长缓慢。

【检查方法】

　　轴位、矢状位、冠状位片。

【CT 征象】

　　① 多位于肌锥内间隙，呈圆形或卵圆形，部分有浅分叶。边界清楚，密度多均匀，与眼外肌密度相近。

　　② 静脉石为血管性病变的特征性改变，由此即可明确诊断为本病。约 10% 的病灶内可见，表现为斑点状或小圆形高密度钙化。

　　③ 眶尖脂肪多保留。由于病变呈圆形或卵圆形，多不侵及眶尖。

　　④ 增强扫描明显强化。动态增强呈"渐进性强化"，即动脉期病灶中心或边缘多发结节状血管样明显强化，强化幅度与同层面动脉相近；延迟扫描见造影剂逐渐充填病灶。较大病灶内也可见无强化低密度区，较小病灶早期即可被全部明显强化。

【报告范例】

　　报告书写：双侧眶腔基本对称，眶壁骨质连续规则，眶上裂、眶下裂及视神经管未见扩大。右侧眼球外侧类椭圆形肿块，边缘光滑锐利，病灶中心密度稍低。双侧眼外肌及视神经未见增粗，轮廓清楚。眶脂体内未见异常密度影。双侧泪腺未见增大，密度均匀。双侧眶隔前组织未见异常改变。增强扫描示病灶内多发斑点状明显强化（图 3-2-4）。

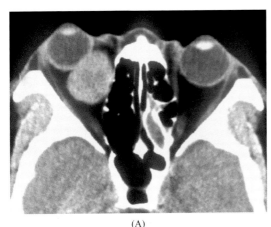
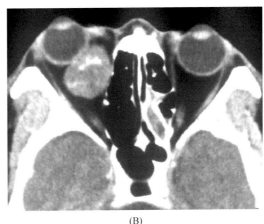

(A)　　　　　　　　　　　　　　　　　　(B)

图 3-2-4　海绵状血管瘤

【报告技巧与提示】

　　① 海绵状血管瘤大多数位于眼眶四条眼直肌围成的锥形空间即肌锥内间隙，肿瘤内有静脉石为本病特征性改变。CT 能准确定位，反映其形态学特征及强化特点，并很敏感地显示静脉石，是诊断本病最主要而且可靠的影像方法。

　　② 本病需与肌锥内好发的神经鞘瘤、视神经源性肿瘤（视神经胶质瘤、视神经脑膜瘤）鉴别。神经鞘瘤多有囊变并常达眶尖致眶尖脂肪消失，可帮助与海绵状血管瘤区分。一般海绵状血管瘤与视神经关系不密切，视神经呈推压改变，且肿瘤一般不累及颅内，与视神经源性肿瘤不同。

五、皮样囊肿

【临床线索】

　　临床上患者可为幼儿至成年人。位于眶内者症状为无痛性眼球突出；如囊肿发生于浅部，可触及表面光滑、具有弹性的圆形坚实肿物，表面皮肤活动自如，多见于眉弓外下眶缘部。

【检查方法】

轴位、矢状位、冠状位片。

【CT 征象】

① 好发于眶骨缝，尤其是眼眶外上部骨缝处。病变呈圆形或类圆形囊状，边界清楚，边缘光滑。

② 可引起眶骨改变，如骨缝增宽，骨质缺损形成陷窝、骨孔，或有骨嵴或骨增生变形。

③ 增强扫描：病灶基本不强化。有的囊壁可有轻度强化。

【报告范例】

报告书写： 左眶外上部见卵圆形囊性占位，内呈均匀脂肪密度，可见中等密度包膜，边界清楚光滑。眶壁骨质连续规则，眶上裂、眶下裂及视神经管未见扩大。双侧眼球大小、形态及球内结构未见异常改变。双侧眼外肌及视神经未见增粗，轮廓清楚。眶脂体内未见异常密度影。双侧泪腺未见增大，密度均匀。双侧眶隔前组织未见异常改变（图3-2-5）。

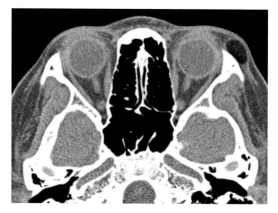

图 3-2-5　皮样囊肿

【报告技巧与提示】

① 皮样囊肿和表皮样囊肿同属皮肤组织残留于体内发展而成的囊性病变，有完整包膜。皮样囊肿囊壁内衬以上皮组织，有汗腺、皮脂腺不断分泌汗液和油脂，也可有毛发，上皮可不断角化脱落。皮样囊肿多为残留上皮陷入骨缝所致，好发于眼眶骨膜下各个骨缝中，但以眼眶外侧壁最多见，囊壁与骨缝连接紧密。

② 皮样囊肿以其常见的发病部位、囊内复杂的成分以及眶壁骨质改变，成为眼眶肿物中最具特征性的疾病。

六、神经鞘瘤

【临床线索】

主要症状包括缓慢渐进性无痛性眼球突出，多不能还纳。常发生复视和斜视，如果视神经受压，则可引起视力下降。眼眶神经鞘瘤为成人眶内常见的肿瘤，可发生于任何年龄，中年人居多，男女发病率基本一致。多为良性，极少数为恶性。肿瘤起源于眼眶感觉神经末梢鞘膜的施万细胞，尤其是三叉神经眼支多见，除视神经外可发生在眼眶任何部位。一般为单发，以肌锥内间隙的睫状神经分支最为多见，好发于球后偏上部。

【检查方法】

轴位、矢状位、冠状位片。

【CT 征象】

① 以肌锥内间隙最多见，可发生在眼眶的任何部位。少数可同时位于眼眶和海绵窦，为颅眶沟通性神经鞘瘤。

② 肿瘤可呈类圆形或椭圆形或不规则形，但多数细长，长轴与眼轴一致，可达眶尖，使眶尖脂肪消失。

③ 肿瘤多与眼外肌呈等密度，密度均匀，增强后轻度至中度均匀强化。典型者密度不均匀，内有片状低密度区，增强后不均匀强化，低密度区不强化。

【报告范例】

报告书写：平扫见右眶后上部类椭圆形肿块，中等密度中心密度略低，眶壁骨质连续规则，眶上裂、眶下裂及视神经管未见扩大。双侧眼外肌及视神经未见增粗，轮廓清楚。眶脂体内未见异常密度影。双侧眶隔前组织未见异常改变。增强扫描示病灶周边环行强化，中心低密度无强化（图 3-2-6）。

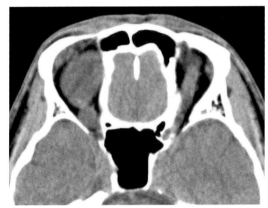
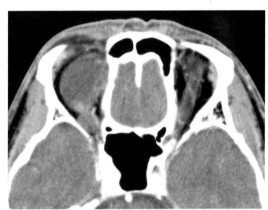

(A) 平扫　　　　　　　　　　　　　　　　　(B) 增强

图 3-2-6　神经鞘瘤

【报告技巧与提示】

应注意与以下肿瘤鉴别。

① 海绵状血管瘤：症状与神经鞘瘤相似，但眼球突出多能还纳。瘤体多呈规整的类圆形，眶尖脂肪间隙存在，肿块无囊变，10%有静脉石，增强扫描明显强化，并有渐进性造影剂充填，可与神经鞘瘤区别。

② 脑膜瘤：脑膜瘤平扫密度要略高于神经鞘瘤，仔细观察，如果瘤内发现细小钙化，则支持脑膜瘤诊断。脑膜瘤出现囊变的概率很小，故当神经鞘瘤内有囊变时，二者很容易鉴别。

七、泪腺多形性腺瘤

【临床线索】

起源于腺上皮或肌上皮，绝大多数起源于泪腺眶部。多有完整包膜，边缘光滑。具有多形性，瘤内可见黏液样变、钙化及骨化。以 40～50 岁最多见，女性稍多于男性，其临床表现多为眼眶外上缘无痛性、缓慢生长的肿块。

【检查方法】

轴位、矢状位、冠状位片。

【CT 征象】

① 位于眼眶外上象限泪腺窝。

② 肿块呈类圆形、分叶状或葫芦状，多向眶尖侧生长，边界清楚。密度均匀或不均匀，可有囊变、钙化及骨化。增强扫描轻中度强化。

③ 泪腺窝骨质改变是泪腺肿瘤的显著特征，表现为泪腺窝开大，见弧形或分叶状压迹，较大者可造成局部骨质缺损，但无破坏征象。

【报告范例】

报告书写： 右眶外上部泪腺椭圆形肿块，密度均匀，眶壁骨质受压变薄，边缘光整。眶上裂、眶下裂及视神经管未见扩大。冠状位重建示位于右眶外上部，右眶外上壁骨质受压变薄，双侧眼球大小、形态及球内结构未见异常改变。双侧眼外肌及视神经未见增粗，轮廓清楚。眶脂体内未见异常密度影。双侧泪腺未见增大，密度均匀。双侧眶隔前组织未见异常改变。增强扫描示泪腺肿块轻度均匀强化（图 3-2-7）。

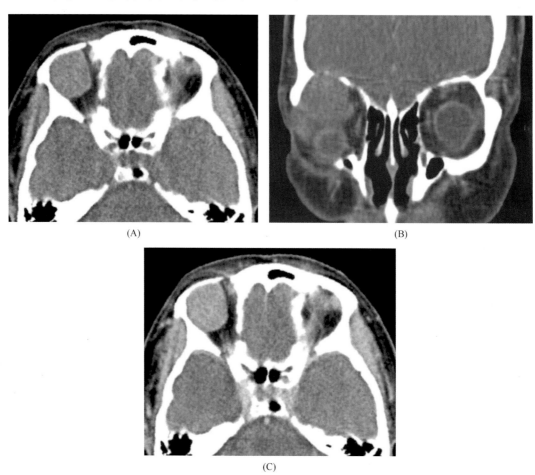

(A)

(B)

(C)

图 3-2-7　泪腺多形性腺瘤

【报告技巧与提示】

应注意与炎性假瘤及泪腺炎鉴别，泪腺炎一般临床上有眼痛或局部肿胀疼痛，泪腺增大，但以泪腺睑部明显，仍保持正常泪腺形状。炎性假瘤尚可伴眼外肌肥大、眼环增厚、视神经增粗等改变。

八、泪腺脱垂

【临床线索】

泪腺脱垂多由于泪腺支持组织薄弱引起，双侧多呈对称性，青年发病，患者多为青年女性，是一种有遗传性先天性病变，呈常染色体显性遗传。表现为双上睑颞侧局限性隆起、充血，可触及一活动性、无压痛、分叶状并能还纳入泪腺窝的包块。

【检查方法】

轴位、冠状位片。

【CT 征象】

泪腺窝空虚，横断面可见泪腺上部（眶部）向前移位超出眶缘，冠状面可见泪腺大部分位于眶缘前方眼球外侧；上缘内侧与上直肌群分界清楚；可见脱垂的眶部向眶缘的前外侧呈结节样突出。

【报告范例】

报告书写：双侧眶腔基本对称，眶壁骨质连续规则，眶上裂、眶下裂及视神经管未见扩大。双侧眼球大小、形态及球内结构未见异常改变。双侧眼外肌及视神经未见增粗，轮廓清楚。眶脂体内未见异常密度影。双侧眼球外上部泪腺增大，局部向外上方突出。双侧上颌窦黏膜略增厚（图 3-2-8）。

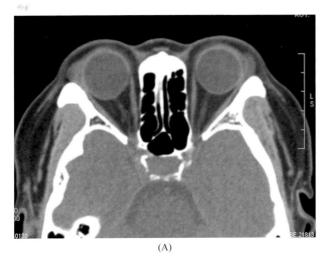
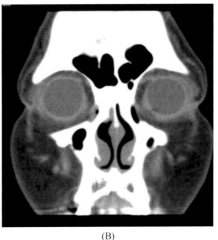

(A)　　　　　　　　　　　　　　　　(B)

图 3-2-8　泪腺脱垂

【报告技巧与提示】

CT 可靠的影像学检查佐证，可以排除泪腺上皮性肿瘤、结膜下脂肪疝、球结膜皮脂瘤等疾病，可以明确诊断，指导临床治疗。

九、结膜下脂肪疝

【临床线索】

结膜下脂肪疝常见于老年男性，且多双眼发病，位于眼球颞上象限。

【检查方法】

轴位、冠状位片。

【CT征象】

眶内眶隔后方球结膜下泪腺内侧与肌锥内脂肪间隙相通的新月形或帽状脂肪密度，多伴眶隔前移、泪腺脱垂。

【报告范例】

报告书写：双侧眶内脂肪疝入眼环前外侧，并可见其与肌锥内脂肪间隙相通，双侧眼球内未见异常，球后眶内未见异常（图3-2-9）。

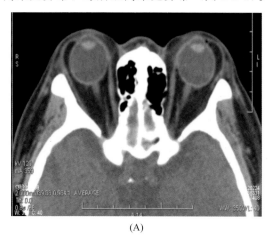
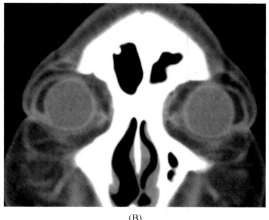

(A)　　　　　　　　　　　　　　　　　(B)

图 3-2-9　结膜下脂肪疝

【报告技巧与提示】

本病与肌锥内脂肪间隙相通，此点是诊断本病的关键。

十、色素膜黑色素瘤

【临床线索】

色素膜黑色素瘤是成人最常见的眼球内恶性肿瘤。多为单眼发病，也可双眼先后发病。最多发生于脉络膜，多位于眼球后极部，约占85%；另有10%发生于睫状体；仅5%发生于虹膜。常以进行性视力下降及视野缺损为主诉，眼底检查可见肿物，色素含量不同而呈棕色、褐色、灰黑色或黑色。随着肿瘤生长常伴有不同程度视网膜脱离。色素膜黑色素瘤恶性程度较高，早期即可转移，主要以血行转移为主，多转移至肺、肝和脑部，也可侵犯巩膜向眼球外或沿视神经扩散。

【检查方法】

轴位、矢状位、冠状位片。

【CT征象】

① 主要表现为眼球内实性肿块，密度多高于眼环，较均匀，多无钙化。增强扫描早期肿块即明显较均匀强化。

② 多位于脉络膜，与球壁广泛接触，早期仅表现为眼环局限性梭形或盘状增厚。典型改变为眼环呈蘑菇状突入玻璃体，亦可呈双凸形、卵圆形、圆形或新月形，多位于黄斑附近。

③ 少数位于睫状体者呈结节状。

④ 常伴有继发的视网膜脱离，呈新月状或 V 形。

⑤ 晚期病变可突破眼环向眼球外发展和侵犯周围结构。

【报告范例】

　　报告书写：平扫示右侧眼球增大变形，球内密度不均匀增高，眼球后部见不规则形稍高密度团块影，其两侧见稍低于眼环、高于玻璃体的均质密度影，前缘呈 V 形，为继发的视网膜脱离。增强扫描示右眼球后部病变明显均匀强化，眼环局部增厚、强化，病变两侧视网膜脱离无强化（图 3-2-10）。

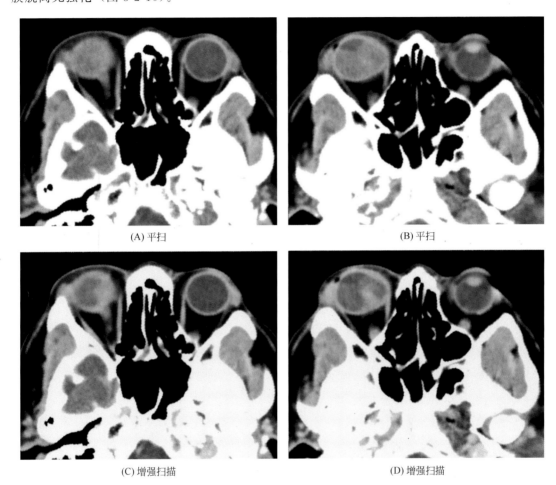

(A) 平扫　　　　　　　　　　　　　　　　(B) 平扫

(C) 增强扫描　　　　　　　　　　　　　　(D) 增强扫描

图 3-2-10　色素膜黑色素瘤

【报告技巧与提示】

　　MRI 是色素膜黑色素瘤特征性诊断方法，所以建议进一步 MRI 检查。

十一、视网膜母细胞瘤

【临床线索】

　　好发于儿童，位于眼球后半部。典型症状为视力下降和白瞳症（瞳孔区呈黄白色），并多因此而就医。本病呈进行性生长，其临床发展过程为眼内生长期；继发性青光眼期；眼外蔓延期；转移期。晚期多因颅内蔓延或全身转移而死亡。

【检查方法】

　　轴位、矢状位、冠状位片。

【CT征象】

① 眼球后壁突向玻璃体的肿块。呈息肉状或结节状，边缘不整，较大肿块可占据整个眼球。密度不均，可见不规则低密度坏死区。增强扫描肿瘤轻中度强化。

② 钙化常见，约占95%，为本病特征性改变，借此可确定诊断。钙化形式大致有散在沙砾样、斑块状及肿瘤全部钙化三种。

③ 可见继发视网膜脱离。呈新月形或尖端连于视乳头的 V 形高于玻璃体密度的稍低密度影。

④ 眼球增大、眼球突出，见于较大的肿瘤。

⑤ 球后肿块、视神经增粗及颅内侵犯为晚期表现，肿瘤侵破眼球壁向后发展，形成球后肿块或沿视神经向后蔓延使视神经增粗，并可通过视神经管侵及颅内。

【报告范例】

报告书写： 平扫示右眼球后部见扁丘状稍高密度团块，其内见多发散在沙砾样钙化，矢状位重建示眼球后部稍高密度团块，伴多发钙化，病变下方见新月形高于玻璃体密度的稍低均质密度影，为继发视网膜脱离（图 3-2-11）。

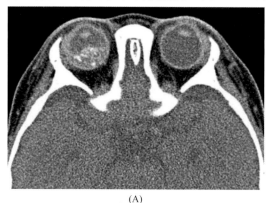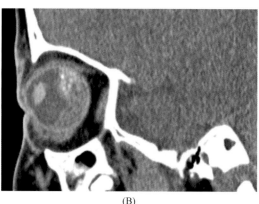

(A)　　　　　　　　　　　　　　　　　(B)

图 3-2-11　视网膜母细胞瘤

【报告技巧与提示】

本病多见于 3 岁以下儿童，钙化是诊断本病的重要依据之一，影像学表现为小儿眼球内肿物伴钙化即可诊断为视网膜母细胞瘤。

十二、视神经胶质瘤

【临床线索】

视神经胶质瘤可发生于视神经的任何部位，以视神经孔附近眶内段最多见。本病多为单侧性。临床以小于 10 岁的儿童最多见，多为良性肿瘤；成人少见，多为低度恶性，但一般不引起血行和淋巴道转移。

【检查方法】

轴位、矢状位、冠状位片。

【CT征象】

① 眶内段视神经胶质瘤典型表现为视神经梭形或管形增粗，蛇行状迂曲，边缘光滑，呈均匀等密度，有轻至中度均匀强化。增强后不能分辨肿块与视神经。

② 肿瘤可向颅内蔓延。视神经管内段受累时表现为视神经管扩大。

【报告范例】

　　报告书写：双侧眶腔基本对称，眶壁骨质连续规则，眶上裂、眶下裂未见扩大。右侧视神经管状增粗，密度均匀。双侧眼球大小、形态及球内结构未见异常改变。双侧眼外肌及视神经未见增粗，轮廓清楚。眶脂体内未见异常密度影。双侧泪腺未见增大，密度均匀。双侧眶隔前组织未见异常改变。增强扫描肿块均匀强化，正常视神经影像完全消失（图 3-2-12）。

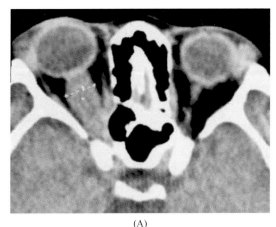
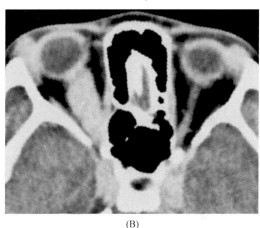

(A)　　　　　　　　　　　　　　　　　　(B)

图 3-2-12　视神经胶质瘤

【报告技巧与提示】

　　主要与视神经鞘脑膜瘤鉴别，后者多发生于中年女性，症状为渐进性眼球突出，后期出现视力下降，影像检查见视神经肿块，包套状环绕视神经，肿块内可有沙砾状钙化，增强扫描有典型的轨道征，可助鉴别。

十三、视神经鞘脑膜瘤

【临床线索】

　　本病以中年妇女多见，肿瘤生长缓慢，病程较长。临床症状为眼球突出，伴有视力逐渐下降，视乳头水肿或萎缩，眼球运动受限出现较晚。

【检查方法】

　　轴位、矢状位、冠状位片。

【CT 征象】

　　① 视神经增粗：多为均匀管状增粗，或局限性梭形增粗，少数为外生的赘生物样视神经旁肿块。

　　② 肿块密度：密度均匀，略高于眼外肌，有时可见砂砾样钙化。

　　③ 增强扫描：肿瘤强化均匀明显，与不强化的视神经对比明显，轴位表现为视神经两侧条带状高密度影，为其典型 CT 表现，称之轨道征或双轨征。冠状位片表现为视神经外的厚壁环状高密度影。

【报告范例】

　　报告书写：右侧球后段视神经前部梭形增粗，密度均匀，稍高于眼外肌。增强扫描示视神经肿块明显均匀强化，中心见不强化的正常视神经，二者密度对比明显，为视神经鞘脑膜瘤典型的轨道征（图 3-2-13）。

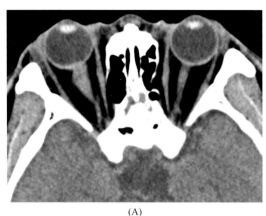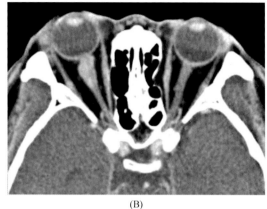

(A)　　　　　　　　　　　　　　　(B)

图 3-2-13　视神经鞘脑膜瘤

【报告技巧与提示】

眶内脑膜瘤虽然在影像上病变部位和肿瘤形态各不相同，但脑膜瘤的共同特点是密度均匀，可有砂砾状钙化，增强扫描明显强化，眶骨可有增生。视神经鞘脑膜瘤有典型的双轨征，骨膜型脑膜瘤部位及形态较特殊，球后脑膜瘤则有时不易与其他肿瘤区别。

第三节　耳　病　变

一、分泌性中耳乳突炎

【临床线索】

分泌性中耳炎是一种非化脓性炎症。咽鼓管阻塞是本病的基本原因，如腺样体肥大、鼻咽部淋巴组织增生或肿瘤均可以造成咽鼓管阻塞；另外，感染及免疫反应亦被认为是本病的重要病因。

【检查方法】

轴位、冠状位片。

【CT 征象】

鼓室、鼓窦及乳突蜂房内气体部分或全部消失，见密度增高影，有时可见液气平面。无骨质破坏，房间隔存在，鼓室及鼓窦无扩大，听骨链完整，位置如常，鼓膜完整。

【报告范例】

报告书写：双侧外耳道通畅。双侧中耳、乳突内见液性密度影。双侧鼓室、鼓窦及乳突小房含气良好，未见骨质破坏及窦腔扩大。听骨链显示完整，未见移位；耳蜗形态正常可见2.5 圈。前庭、半规管形态正常，内耳迷路形态及密度未见异常改变。面神经管走形、粗细及管壁未见异常改变（图 3-3-1）。

【报告技巧与提示】

影像上与急性化脓性中耳炎相近似，应注意结合临床资料，后者多有耳部疼痛及流脓病史，查体鼓膜有穿孔，进一步发展影像上可出现骨髓炎或脓肿等，有助于诊断。

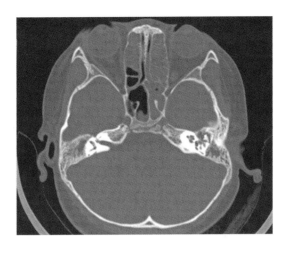

图 3-3-1 分泌性中耳乳突炎

二、急性化脓性中耳乳突炎

【临床线索】

本病起病急，临床表现为耳痛、发热及耳部流脓，可伴有耳周及耳后软组织肿胀。

【检查方法】

轴位、冠状位片。

【CT 征象】

① 中耳乳突窦炎：仅表现为鼓室和乳突窦气体消失，中耳腔内积脓使之密度增高，无鼓室扩大及骨质破坏，听骨链完整。

② 中耳乳突炎：炎症波及气化的乳突小房，使蜂房密度增高或有液气平面，房隔完整或有轻度吸收，骨质密度减低。

③ 骨髓炎：黏膜炎症向深层侵犯，累及骨膜及骨质，引起骨髓炎。表现为在中耳乳突炎基础上，乳突或岩锥骨质密度减低，其内有蚕食样骨质破坏，房隔局部不完整，断断续续，耳旁及耳后软组织肿胀。骨脓肿时可见死腔及死骨。

④ 乳突脓肿：多位于乳突深部，中耳乳突炎治疗不及时或用药不当及脓液排空不畅，均可使脓液蓄积，骨质破坏局限加重，可向外破坏乳突外缘，在耳后形成脓肿或窦道，也可直接侵犯岩锥及乳突内后缘，使乙状窦前壁骨质破坏不连续。

⑤ 脑膜炎及脑脓肿：也称耳源性脑膜炎及耳源性脑脓肿。为炎症破坏岩锥或乳突骨质，直接蔓延至颅腔，引起脑膜充血、水肿，或细菌经血行感染脑实质，导致脑脓肿的发生。脑膜炎以附着于岩锥的硬脑膜最多，CT 增强扫描可见脑膜条片状强化。脑脓肿好发于小脑半球或颞叶，平扫可见脑实质大片低密度水肿区，增强扫描其内可见环形强化。

【报告范例】

报告书写：双侧外耳道通畅。右侧中耳乳突内不含气，乳突广泛骨质破坏，向前累及颞骨鳞部，并见骨膜增生，局部软组织弥漫性肿胀。前庭、半规管形态正常，内耳迷路形态及密度未见异常改变。面神经管走形、粗细及管壁未见异常改变（图 3-3-2）。

【报告技巧与提示】

单纯的化脓性中耳乳突炎影像检查见中耳腔内积脓，密度增高，无骨质破坏，影像上与分泌性中耳乳突炎相似，但结合病史不难诊断。当病变进一步发展，可出现骨髓炎和骨脓肿，并可累及颅内导致耳源性脑膜炎或脑脓肿。CT 对岩锥乳突骨质破坏显示较好。

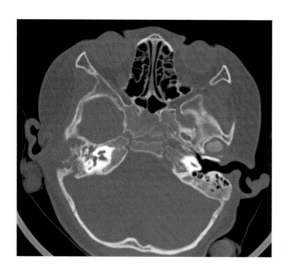

图 3-3-2　急性化脓性中耳乳突炎

三、慢性化脓性中耳乳突炎

【临床线索】

各型慢性化脓性中耳乳突炎共同的临床表现为长期或反复的耳道流脓伴有听力下降，查体可见骨膜穿孔。胆脂瘤型有时可有白色有恶臭的鳞片或豆渣样物质流出。

【检查方法】

轴位、冠状位片。

【CT征象】

（1）单纯型　患侧乳突气化不良，乳突蜂房减少、消失，骨密度增高，呈硬化型、板障型或混合型乳突。中耳鼓室及鼓窦内气体消失，密度增高，分别可见积脓、黏膜肥厚等改变。中耳鼓室及鼓窦大小、形态多无变化，无明显骨破坏，骨壁清楚，听小骨完整无移位。

（2）肉芽肿型　乳突同样气化不良。中耳鼓室及鼓窦其内可见斑片状、索条状或块状软组织密度影，增强可被强化。中耳鼓室及鼓窦基本无扩大或轻微增大，边缘多较模糊、毛糙。听骨链大多完整，有的可有轻度破坏变形。

（3）胆脂瘤型　按照原发部位不同，胆脂瘤可分为鼓膜松弛部胆脂瘤和紧张部胆脂瘤两种，以前者为多。

①松弛部胆脂瘤：早期病变，轴位图像上位于上鼓室层面锤骨、砧骨与鼓室外壁之间（Prussak间隙），呈不规整的软组织结节影，听小骨多有轻微受压并向内侧移位，可有轻微骨侵蚀。冠状面片为显示松弛部小胆脂瘤最佳方法，除上述改变，同时能直观显示外耳道棘（也称盾板）变钝或破坏。有的可见鼓膜肥厚及穿孔。鼓室及鼓窦因无胆脂瘤侵及而无扩大。

②紧张部胆脂瘤：通过鼓膜的紧张部发生，通常向鼓室窦及面神经隐窝进展，早期典型改变为鼓室内侧结节，砧骨长脚受压，病变通过听小骨内侧向上鼓室进展，听小骨受压向外侧移位，上鼓室外壁多正常。

临床更为常见的较大的胆脂瘤，不易区分原发部位。典型表现为乳突气化不良，多为板障型或硬化型；鼓室、鼓窦内为软组织密度，特点为增强扫描无强化效应；鼓室、鼓窦入口及鼓窦扩大，骨壁清楚光整，多有硬化；听小骨移位、破坏不整或完全消失。另外，有的胆脂瘤还可见侵蚀内耳迷路，引起迷路瘘，多为水平半规管外侧的骨迷路破坏。胆脂瘤还可破坏鼓室天盖或乙状窦，与颅腔相通。

【报告范例】

报告书写： 双侧外耳道通畅。右侧乳突硬化型，鼓室鼓窦明显扩大，骨壁光滑清楚，其内为软组织密度影充填，听骨链破坏消失。鼓窦入口开大，并见胆脂瘤破坏鼓室天盖与颅相通。前庭、半规管形态正常，内耳迷路形态及密度未见异常改变。面神经管走形、粗细及管壁未见异常改变（图3-3-3）。

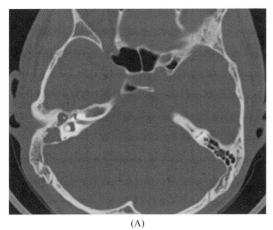
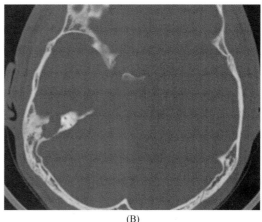

(A)   (B)

图3-3-3 慢性化脓性中耳乳突炎

【报告技巧与提示】

① 肉芽肿型和胆脂瘤型慢性化脓性中耳乳突炎之间的鉴别：肉芽肿型引起的骨质破坏常常边缘不规则，增强扫描病变可强化；而胆脂瘤型骨质破坏边缘光滑，甚至硬化，增强扫描不强化。

② 与中耳癌鉴别：中耳癌多见于老年人，典型症状为耳部流血及听力下降，有的可见外耳道内有新生物，影像检查见骨质破坏严重而不规则，边缘虫蚀样，以中耳为中心向周围发展，软组织肿块密度较高且不均匀，增强扫描有强化效应。

③ 与真性胆脂瘤鉴别：真性胆脂瘤是胚胎上皮残留在颞骨内形成的，在颞骨其好发部位在岩锥，与胆脂瘤不同。其影像表现为岩锥内孤立的圆形骨缺损腔，边缘骨质清楚光滑，无骨质硬化。

▪▪▪ 第四节　鼻、咽喉 ▪▪▪

一、鼻骨骨折

【临床线索】

鼻骨是面部最常见的骨折部位，且约50%伴发邻近结构骨折。骨折多发生于鼻骨下1/3，有单纯线形骨折、粉碎性骨折及复合骨折三种类型。复合骨折即伴有上颌骨额突、鼻中隔、泪骨等相邻骨性结构骨折。

【检查方法】

轴位、矢状位、冠状位片。

【CT 征象】

① 表现为鼻骨变形、骨质不连续、碎裂、骨折片移位及鼻缝分离，并显示相邻骨性结构骨折。

② 可见邻近软组织肿胀、积气等。

③ 三维冠状位及矢状位重建能更准确、全面地显示骨折情况，避免遗漏平行于扫描基线的骨折。表面重建（SSD）图像能直观地显示骨折情况。

【报告范例】

报告书写：右侧鼻骨局部骨质不连续，形态不规则，余未见特殊异常（图 3-4-1）。

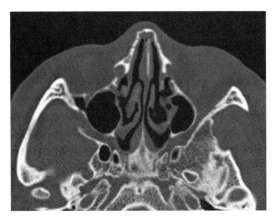

图 3-4-1　鼻骨骨折

【报告技巧与提示】

鼻骨 X 线片可作为初步检查方法，CT 最可靠，能够准确判断骨折类型、骨折断端移位方向及程度和邻近结构骨折，尤其适用于医疗纠纷鉴定。

二、鼻窦炎

1. 急性鼻窦炎

【临床线索】

鼻阻、脓涕、后吸性分泌物、头痛和面部疼痛，可伴发热。

【检查方法】

轴位、矢状位、冠状位片。

【CT 征象】

① 鼻窦黏膜增厚。

② 窦腔积液，可出现气-液平面。

③ 窦腔完全实变，见于显著黏膜增厚和渗出液。

④ 感染可仅限于一个鼻窦，也可累及半组或全组鼻窦。

⑤ 若感染不能及时控制，窦壁骨质疏松、破坏，易形成骨髓炎或向邻近结构蔓延而引起蜂窝织炎。

【报告范例】

报告书写：双侧鼻窦通气良好，双侧上颌窦黏膜增厚，窦腔积液并见气-液平面，窦壁骨质未见异常，双侧鼻甲适中，鼻道通畅（图 3-4-2）。

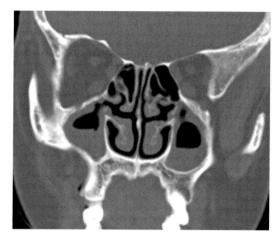

图 3-4-2 急性鼻窦炎

2. 慢性鼻窦炎

【临床线索】

鼻阻、反复流涕和后吸性分泌物，也可有鼻出血、嗅觉减退、头痛和面部疼痛。

【检查方法】

轴位、矢状位、冠状位片。

【CT 征象】

① 典型表现为黏膜肥厚，2～5mm 为轻度增厚，5～10mm 为中度增厚，大于 10mm 为重度增厚。极少数增厚的黏膜可见圆形或蛋壳状钙化或骨化。

② 黏膜下囊肿形成。

③ 窦腔实变：见于显著增厚黏膜和多发黏膜下囊肿。

④ 骨质改变：窦壁骨质增生、硬化、肥厚，提示慢性过程；严重者出现窦腔缩小；儿童患者可造成鼻窦发育不良。

【报告范例】

报告书写：双侧鼻窦通气良好，双侧上颌窦黏膜增厚、点状钙化，窦壁骨质增厚（图 3-4-3）。

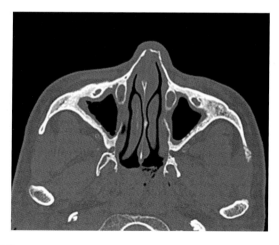

图 3-4-3 慢性鼻窦炎

【报告技巧与提示】

慢性鼻窦炎是由于急性鼻窦炎治疗不及时或不彻底，反复发作迁延而致。由于反复感染，黏膜增生、息肉样肥厚、部分萎缩和纤维化，可形成黏膜下囊肿，窦壁骨质增生硬化。

3. 真菌性鼻窦炎——真菌球

【临床线索】

鼻阻、血涕、脓性或恶臭分泌物、单侧面部疼痛、头痛，尤其血涕较其他鼻窦炎更常见。鼻内镜检查可发现典型的分泌物，此种分泌物为不同色泽、干酪样极易破碎的团块，常伴有恶臭。

【检查方法】

轴位、矢状位、冠状位片。

【CT征象】

① 绝大多数只侵犯一个鼻窦，上颌窦最常见，而后依次为蝶窦、筛窦，而额窦受累罕见。

② 窦腔内钙化，是其特征性表现。表现为实变的窦腔中央可见点状、细条状或云絮状高密度钙化影，由真菌菌丝中的钙盐、铁和镁等重金属形成。

③ 骨质改变：窦壁骨质可有压迫性吸收破坏，多位于上颌窦内壁，尤其近上颌窦自然开口处，而其余窦壁骨质增生肥厚，也较具特点。

【报告范例】

报告书写： 双侧鼻窦通气良好，左上颌窦腔实变，内见云絮状钙化，窦腔积液并见气-液平面，窦壁骨质增厚，双侧鼻甲适中，鼻道通畅（图3-4-4）。

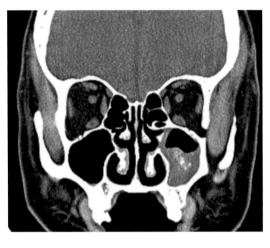

图 3-4-4　真菌性鼻窦炎

【报告技巧与提示】

根据CT典型表现，本病易诊断，但需与非真菌性鼻窦炎、变应性真菌性鼻窦炎及侵袭性真菌性鼻窦炎鉴别。非真菌性鼻窦炎的窦腔内出现钙化或骨化少于3%，通常位于窦腔外周，典型呈圆形或蛋壳状，有时可看到骨皮质和骨小梁，提示已骨化；变应性真菌性鼻窦炎发生于有免疫能力的特应性年轻人，可有家族过敏史，多侵犯单组或全组鼻窦，典型表现为窦腔实变、膨胀，伴有多发条状、匍行状或云雾状高密度钙化影，绝大多数伴有鼻息肉；侵袭性真菌性鼻窦炎进展快，临床症状重，易侵犯鼻外结构，多有骨质破坏，钙化少见。

三、上颌窦囊肿

【临床线索】

本病平时无症状，常在检查中偶然发现，偶有头痛，有时囊肿自行破溃从鼻腔中流出黄色液体。

【检查方法】

轴位、矢状位、冠状位片。

【CT 征象】

基底部位于窦壁的半球形或球形密度增高影，密度均匀，水样密度或软组织密度，边界清楚、锐利。增强扫描内部无强化，表面黏膜可有轻度增强。

【报告范例】

报告书写：右侧上颌窦内见半球形囊状水样密度增高影，轮廓清晰。余未见明显异常（图 3-4-5）。

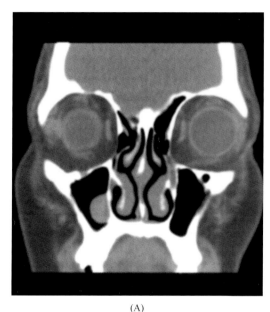
(A)

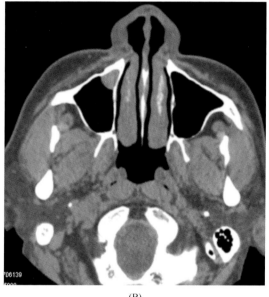
(B)

图 3-4-5 上颌窦囊肿

【报告技巧与提示】

本症一般诊断不难，较小者有时需与息肉鉴别。息肉常多发、外形不光滑，除上颌窦下壁外，可见于内侧壁，一般如豌豆大小，随访观察大小无何变化。二者有时不易区别。

四、内翻性乳头状瘤

【临床线索】

内翻乳头状瘤是鼻腔和鼻窦内常见的良性肿瘤，呈匍匐性生长，有局部侵袭性，术后易复发，可恶变。男性较女性多见，好发年龄为 40～70 岁，常见临床表现为鼻阻、鼻涕、鼻出血和失嗅。

【检查方法】

轴位、矢状位、冠状位片。

【CT 征象】

① 好发部位：鼻腔外壁近中鼻道处，常累及上颌窦内壁，且多为单侧发病。

② 鼻腔软组织肿块：形态规则或不规则，边界欠清楚。密度多较均匀，典型改变为肿

块内有点状、小斑片状钙化，但少见。小肿瘤多局限于鼻腔，大的肿瘤常蔓延到邻近鼻窦。增强后肿瘤多为均匀中度强化。

③ 阻塞性鼻窦炎：病变易阻塞窦口鼻道复合体引起鼻窦炎，表现为窦腔内充以软组织影。

④ 邻近骨质受压变薄、吸收：多见于中鼻甲和上颌窦内壁。冠状位可见钩突吸收、下鼻甲受压下移。

⑤ 部分肿瘤可向鼻外蔓延：常见为先后延伸达鼻咽部，类似后鼻孔息肉；也可蔓延到眼眶、颅内。

【报告范例】

报告书写：左侧鼻腔内不规则形软组织团块，直达后鼻孔，骨质破坏，肿瘤长入左上颌窦。上颌窦窦口开大，左下鼻甲受压下移（图3-4-6）。

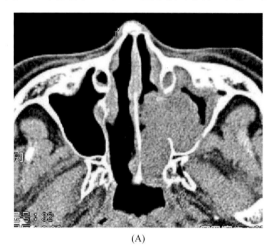 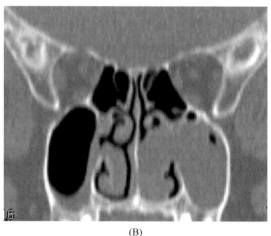

(A)　　　　　　　　　　　　　　　　　(B)

图3-4-6　内翻性乳头状瘤

【报告技巧与提示】

主要鉴别诊断为鼻息肉，鼻息肉常两侧发病，CT表现为低密度影，增强扫描边缘线状黏膜强化，一般无骨质破坏。

五、上颌窦癌

【临床线索】

早期症状不典型，仅有进行性鼻塞、分泌物增多、脓血涕、鼻出血及嗅觉减退等，侵蚀骨壁后可有疼痛、面颊麻木；随肿瘤发展，可出现面颊部、鼻部畸形，侵犯眼眶及颅内则出现相应症状。

【检查方法】

轴位、矢状位、冠状位片。

【CT征象】

肿瘤向周围浸润并形成肿块，上颌窦癌可侵犯鼻腔、眼眶、筛窦等，如上颌窦后方脂肪被肿瘤占据，则表明癌肿侵入颞下窝和翼腭窝。

【报告范例】

报告书写：平扫示左上颌窦充满密度增高影，密度不均，上颌窦内侧壁骨质破坏，病变长入左鼻腔，向后外侵入翼腭窝及颞下窝，相应脂肪间隙消失。增强扫描示上述病变明显不均匀强化，可与不强化的继发的左上颌窦炎区分（图3-4-7）。

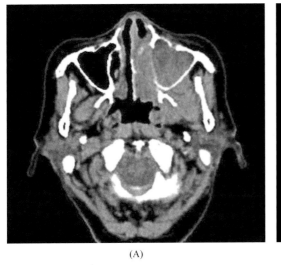
(A)

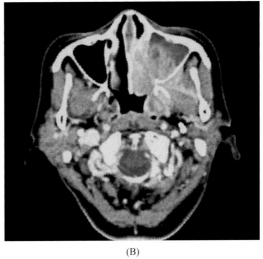
(B)

图 3-4-7 上颌窦癌

【报告技巧与提示】

当上颌窦癌早期尚无骨质破坏时，应与良性肿瘤、息肉及囊肿鉴别，伴有骨壁破坏的某些特异性感染也需鉴别。

六、鼻咽癌

【临床线索】

鼻咽癌是头颈部最常见的恶性肿瘤，是我国南方最常见的恶性肿瘤之一。其病因与遗传、环境和 EB 病毒感染等多种因素相关。男性发病率约为女性的 2 倍，好发年龄在 30~50 岁，但可发生于任何年龄段，从学龄前儿童至 90 岁老人均可。

【检查方法】

轴位、矢状位、冠状位片。

【CT 征象】

① 咽隐窝变浅、消失：鼻咽癌最好发于咽隐窝，早期在黏膜生长，使咽隐窝变浅、消失，为最常见的早期表现。增强扫描可以帮助发现较小的肿瘤。

② 鼻咽侧壁增厚、软组织肿块：肿瘤向黏膜下浸润生长形成软组织肿块，多以咽隐窝为中心，鼻咽腔变形、不对称，咽后壁软组织增厚（大于 12mm），肿块平扫为等密度，增强扫描有轻度强化。

③ 咽周软组织及间隙改变：肿瘤向周围蔓延，容易侵入周围软组织及其间隙。90% 有咽旁间隙受累，表现为脂肪层密度增高、消失；可侵及颞下窝间隙、颈动脉间隙、咽后间隙、后鼻孔、鼻腔、鼻窦、眼眶和颅内。

④ 颅底骨质破坏：鼻咽癌可沿神经、血管周围间隙蔓延，致使颅底骨性孔、道扩大或破坏，好发于卵圆孔、破裂孔、颈动脉管；可破坏斜坡、蝶骨等颅底骨，表现为骨质硬化、侵蚀破坏。

⑤ 颅内侵犯：常累及海绵窦、颞叶、桥小脑角等处。冠状位增强扫描显示较好，增强后颅内病灶明显强化。

⑥ 淋巴结转移：鼻咽癌可早期出现淋巴结转移，最早常为咽后组淋巴结，最多见的淋巴

结转移为颈深上、中组淋巴结。淋巴结转移多与病变同侧，当肿瘤达中线或侵犯对侧时，也可为双侧颈部多发淋巴结肿大、聚集或融合。增强扫描肿大的淋巴结轻度至中度强化，内可有不强化液化坏死区。

⑦ 远处转移：晚期可转移至椎体、肝脏、脑内等。

【报告范例】

报告书写： 鼻咽各壁软组织影未见增厚，右侧咽隐窝为中心软组织肿块，咽腔变形，深部侵犯咽旁间隙，与翼内肌分界不清。鼻咽部结构两侧对称，鼻咽腔未见狭窄和变形。颅骨骨质未见破坏。双侧颈部未见肿大淋巴结（图3-4-8）。

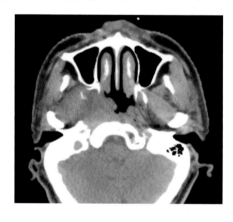

图3-4-8 鼻咽癌

【报告技巧与提示】

本病早期症状隐蔽，常因广泛浸润周围组织及发生淋巴结转移后才发现，涕血或痰内带血丝为鼻咽癌最常见的早期症状之一。鼻咽镜检查肿瘤呈紫红色，触之易出血。实验室检查EB病毒抗体增高。

七、喉癌

【临床线索】

喉癌好发于50～60岁的中老年人，男女之比为8∶1，城市发病率高于农村，空气污染重的重工业城市高于污染轻的轻工业城市。吸烟、饮酒、空气污染及病毒感染为可能的发病因素。喉癌主要临床症状有声音嘶哑、呼吸困难、咽喉痛、喉部不适等，发生溃烂者常有咽喉痛和痰中带血等症状。

【检查方法】

轴位、矢状位、冠状位片。

（1）声门上型

【CT征象】

发生于会厌喉面、杓会厌皱襞、室带和喉室等处，表现为上述部位局部软组织增厚或结节样肿块，会厌前间隙和喉旁间隙受侵，表现为低密度的脂肪消失，代之以等密度或略高密度的软组织影。增强扫描肿瘤可轻度至中度强化。此型早期即可出现颈部淋巴结转移。

【报告范例】

报告书写： 平扫示左侧杓会厌皱襞不规则增厚，表面凸凹不平，左侧喉旁脂肪间隙消失，左颈胸锁乳突肌内前方见肿大淋巴结，边缘模糊。增强扫描示左杓会厌皱襞病变中度强化，左颈部淋巴结环行强化，内见无强化液化坏死区。冠状位重建示病变主要位于喉室以上，左侧喉室闭塞，左侧杓会厌皱襞占位表面凸凹不平，局部缺损形成大溃疡（图 3-4-9）。

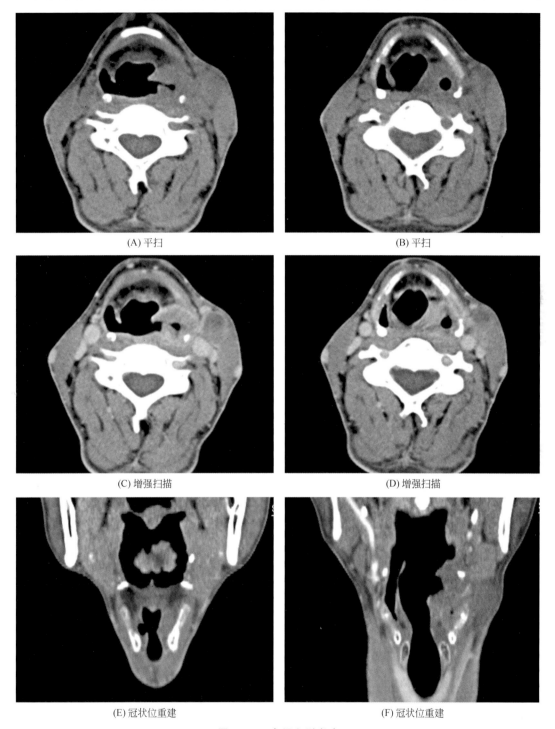

(A) 平扫

(B) 平扫

(C) 增强扫描

(D) 增强扫描

(E) 冠状位重建

(F) 冠状位重建

图 3-4-9　声门上型喉癌

（2）声门型

【CT 征象】

发生于声带的喉室面，好发于声带的前中段。早期局限于声带内，仅见双侧声带不对称，一侧声带毛糙、增厚或局限的软组织结节。肿瘤易侵犯前联合，然后向对侧声带浸润，前联合厚度正常不超过2mm，超过即为受累表现，并可由此向前破坏甲状软骨，向后侵犯杓状软骨及环杓关节，肿瘤也常向外生长，累及喉旁间隙，使其脂肪影消失。

【报告范例】

报告书写：右侧声带前中段增厚，密度均匀，表面欠光滑，边缘凸凹不平，喉软骨未见腐蚀破坏。颈部淋巴结略增大（图3-4-10）。

（3）声门下型

【CT征象】

发生于声带下缘至环状软骨下缘之间。如声带下气管与环状软骨间，其内侧面软组织厚度大于1mm，或出现软组织块影则提示有异常。早期癌肿局限于黏膜及黏膜下层，则仅表现为局部黏膜增厚、不对称，肿瘤增长则形成软组织肿块、气管壁增厚及管腔狭窄。

【报告范例】

报告书写：环状软骨水平声门下区前壁及两侧壁软组织明显不规则增厚，并向前破坏环甲膜侵犯至喉外（图3-4-11）。

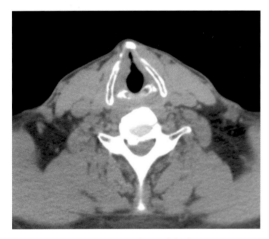 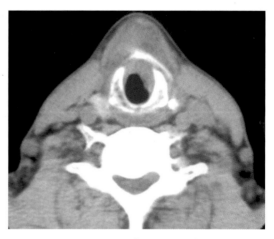

图3-4-10　声门型喉癌　　　　　图3-4-11　声门下型喉癌

（4）混合型

【CT征象】

喉癌晚期表现，肿瘤占据整个喉腔。声带和室带多同时受侵，伴周围软组织广泛浸润及颈部淋巴结转移。

【报告范例】

报告书写：平扫示癌肿广泛侵及右侧声门上下，并越过中线达对侧，前联合增厚。喉旁间隙消失，病变破坏喉软骨，向喉外浸润。增强扫描冠状位重建示，病变轻度不均匀强化，直观显示病变侵及范围（图3-4-12）。

【特别提示】

CT的后处理技术（多平面重建、容积再现、仿真内镜）可明确显示喉腔及其周围结构的解剖，对肿瘤局部浸润及肿瘤与周围结构的关系评价更为准确，目前为喉癌的基本检查方法。应当注意的是，除声门型喉癌之外，声带可以发生多种病变，如声带小结、乳头状瘤和血管瘤等，早期声门型喉癌影像上不易与上述病变区分，因此，CT诊断要密切结合喉镜所见。

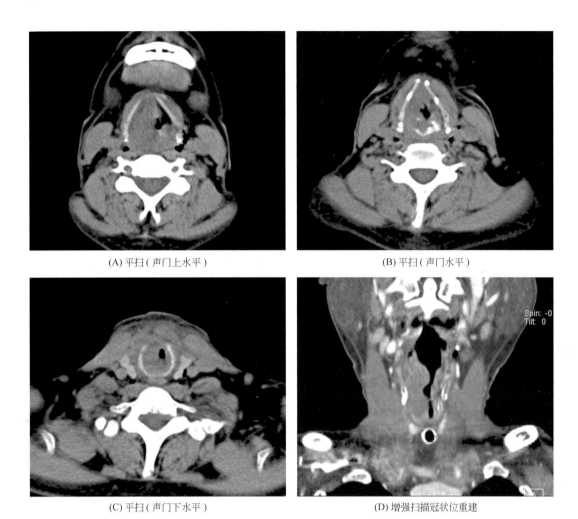

(A) 平扫 (声门上水平)　　　　　　　　(B) 平扫 (声门水平)

(C) 平扫 (声门下水平)　　　　　　　　(D) 增强扫描冠状位重建

图 3-4-12　混合型喉癌

第五节　口　　腔

一、腮腺炎

【临床线索】

一般按病原体分为化脓性、特异性和病毒性，以化脓性最多见。按病程分急性、慢性，慢性多于急性。急性腮腺炎多见于儿童，成人则以慢性多见。

【检查方法】

轴位、冠状位片。

【CT 征象】

CT 表现可概括为三种类型。

① 双侧或单侧腮腺弥漫性增大，密度均匀增高，与周围结构分界清楚。

② 单侧腮腺弥漫性增大，密度不均匀，边缘模糊，与咬肌分界欠清晰，增强后不均匀强化。

③ 单侧腮腺内局限性高密度影，密度较均匀，边缘模糊，增强后界限稍清晰。

【报告范例】

报告书写：右侧腮腺较对侧增大、增浓，后外侧见软组织密度结节影，周围见索条影，邻近脂肪密度增高，下颌骨及颅骨未见骨质侵蚀破坏（图3-5-1）。

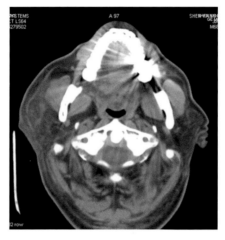

图 3-5-1 腮腺炎

【报告技巧与提示】

CT对大部分双侧性腮腺炎都能作出正确诊断，对单侧弥漫性炎症诊断亦有一定特征性，而对单侧局限性炎性肿块，诊断还有一定的困难和局限性，但若密切结合临床，注意动态观察，重视增强后的改变，将有助于诊断率的进一步提高。

二、腮腺多形性腺瘤

【临床线索】

多形性腺瘤又叫混合瘤，好发于腮腺的浅叶，约占85%，其次为腭部及颌下腺，多为单发。以中年女性多见，多在无意中发现腮腺内肿块，质韧，活动，无压痛，肿块生长缓慢。

【检查方法】

轴位、冠状位片。

【CT征象】

① 好发于腮腺浅叶。

② 呈圆形或类圆形，少数为分叶状或不规则形。边界清楚，均匀软组织密度，有时有囊变，可有点状、条状钙化。

③ 渐进性强化是多形性腺瘤的特征性强化方式，即动脉期轻度强化，随着时间的延长，于静脉期和延迟期强化幅度逐渐增加，CT值可上升60Hu左右。病灶内常可见到无强化液化区。

【报告范例】

报告书写：右侧腮腺浅叶类圆形软组织密度肿物，边缘清楚光滑。增强扫描动脉期肿物不均匀明显强化。余组织未见明显异常（图 3-5-2）。

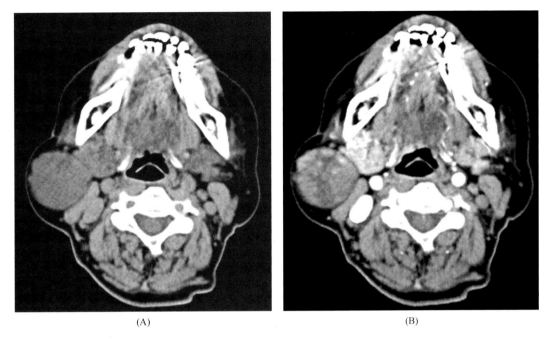

(A)   (B)

图 3-5-2 腮腺多形性腺瘤

【报告技巧与提示】

本病主要与腮腺淋巴瘤鉴别。腺淋巴瘤以男性居多，可双侧同时发生，也可单侧多发，多有消长史，肿块多位于腮腺浅叶（后下象限），内多有囊变。动态增强扫描表现为典型的"快进快出"，即动脉期快速强化并达到峰值，随后快速减退，可资鉴别。

三、含牙囊肿

【临床线索】

含牙囊肿是第二常见的牙源性囊肿，好发于 10～40 岁，男性多于女性。临床症状多为患侧面部肿胀、牙列不齐和牙龈增生等。

【检查方法】

轴位、矢状位、冠状位片。

【CT 征象】

① 好发于下颌第 3 磨牙和上颌尖牙。

② 囊性膨胀性病变，边缘光滑锐利，包裹未萌出牙牙冠，并附着于其牙颈部。冠状位或矢状位重建显示这一特点较准确。

【报告范例】

报告书写：右侧第 3 磨牙区见囊性占位，边缘光滑锐利，包绕未萌出的第 3 磨牙牙冠。矢状位重建示囊肿包绕第 3 磨牙牙冠，并附着于其牙颈部，牙根在囊肿外（图 3-5-3）。

【报告技巧与提示】

① 本病主要与根尖周囊肿鉴别，后者较小，直径通常小于 1cm，膨胀轻，囊肿包绕根

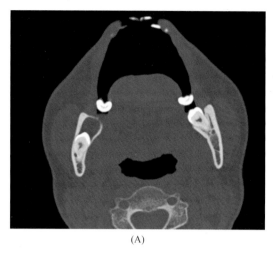 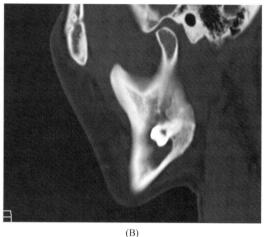

(A)   (B)

图 3-5-3 　含牙囊肿

尖，不具备含牙囊肿特征性的包绕牙冠的表现。

② 此外，应注意与含牙的成釉细胞瘤鉴别。囊实性的成釉细胞瘤，其内可见强化的实质成分，而牙源性囊肿内无实质成分，这是二者的主要不同。此外，在分房大小，边缘表现，邻牙改变等方面二者表现亦有一定区别。

四、舌癌

【临床线索】

早期舌癌多无明显症状。中、晚期舌癌可有咽部异物感，咽痛，吞咽时加剧，并放射到耳部。临床检查时可见口咽壁肿物，肿物较大时可出现溃疡。

【检查方法】

轴位、矢状位、冠状位片。

【CT 征象】

1. 口咽前壁舌根部不规则形软组织肿块，多偏于舌的一侧。浸润性生长，与周围结构分界不清。肿瘤可侵及扁桃体柱、咽壁，并可沿黏膜下侵及会厌谷，向前可侵入舌下间隙。

2. 增强检查后肿瘤呈轻到中度强化。

3. 可有颈部淋巴结转移。

【报告范例】

报告书写：舌根右侧软组织影增多，边界不清，周围脂肪间隙模糊、密度增高，咽腔变形。右颈深上组淋巴结肿大。增强扫描示舌根肿物轻度不均匀强化，边界欠清。右颈部肿大淋巴结环行轻度强化，边缘模糊（图 3-5-4）。

【报告技巧与提示】

由于舌根部缺乏组织对比，且舌根走行方向近于平行，对于较小的病变 CT 平扫往往难以显示，对于部分无明显强化的肿瘤，即使行增强扫描，CT 有时也难以准确评价肿瘤的范围，因此，对于舌根部肿瘤应首选 MRI 检查，尤其是 MRI 矢状面图像显示更好。

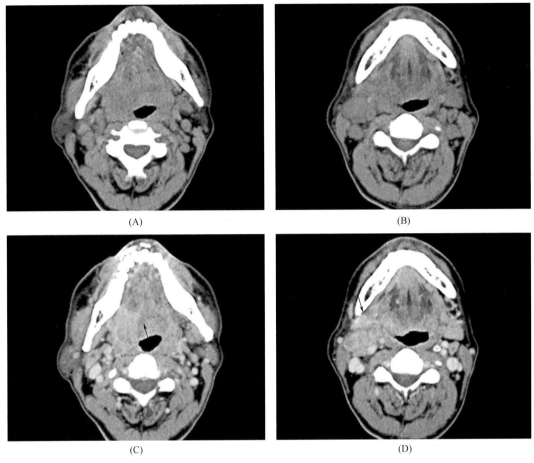

(A)

(B)

(C)

(D)

图 3-5-4　舌癌

第六节　甲　状　腺

一、结节性甲状腺肿

【临床线索】

好发生于中年人，以女性多见。常为偶然发现甲状腺包块或硬结，可伴有疼痛，还可有甲状腺功能亢进症状。

【检查方法】

轴位、矢状位、冠状位片。

【CT 征象】

① 甲状腺呈对称性或不对称性不同程度增大；密度正常或减低，密度不均匀。甲状腺边缘清晰，周围脂肪间隙存在而无浸润征象。甲状腺内多个、散在、规则的低密度结节为其特征性改变。增大的结节可位于甲状腺内，也可突出于腺体外，或向下延伸至纵隔。有的结节可有出血，密度增高。当结节短期增大迅速，形状不规则，边界不清，密度明显不均匀，

且有砂砾状钙化时，应可疑结节有恶变。

②钙化多表现为斑点状或蛋壳状粗钙化。

③气管受压移位及管腔变窄。

④增强扫描时，结节轻度强化或无强化，密度低于周围腺体。

【报告范例】

报告书写：双侧甲状腺增大，其内可见多发大小不等密度不均低密度区；增强扫描结节不均匀强化，边界较清楚，密度低于明显强化的甲状腺（图3-6-1）。

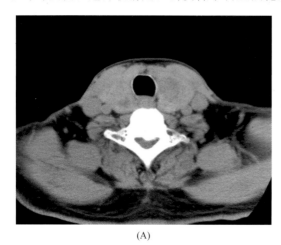 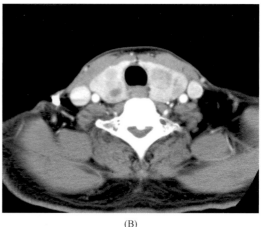

(A)   (B)

图3-6-1 结节性甲状腺肿

【报告技巧与提示】

本病注意与甲状腺癌鉴别，后者与正常甲状腺组织分界欠清，密度不均匀，病灶内钙化呈细点样或沙砾状，常侵犯甲状腺包膜或甲状腺旁结构，并多有周围淋巴结转移，可帮助鉴别。

二、甲状腺腺瘤

【临床线索】

临床以20～40岁女性多见，一般无明显的自觉症状，约20%的患者可伴有甲亢。

【检查方法】

轴位、矢状位、冠状位片。

【CT征象】

①甲状腺内单发低密度结节或肿物，呈圆形或类圆形，边缘光滑清楚。周围甲状腺正常。

②密度均匀或不均匀，内可有出血、囊变及钙化。

③增强扫描腺瘤实质部分中度以上强化，而囊变及出血部分无强化。

【报告范例】

报告书写：平扫示甲状腺右侧不规则形分叶状低密度肿物，密度不均匀，内见不规则低密度区及点状钙化，界限清楚。甲状腺左叶另见一卵圆形低密度结节，边界清楚，似有包膜。增强扫描右叶肿物不均匀明显强化，内见斑片状无强化区，并见大量血管样强化，边界清楚。左叶病变明显不均匀强化（图3-6-2）。

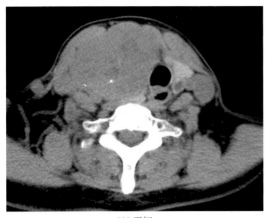
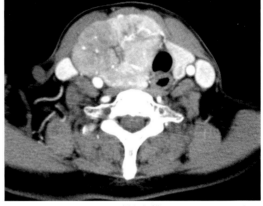

(A) 平扫　　　　　　　　　　　　　　　　(B) 增强扫描

图 3-6-2　甲状腺腺瘤

【报告技巧与提示】

① 有时甲状腺腺瘤可同时有结节性甲状腺肿，不易区分，应进行增强扫描。结节性甲状腺肿结节无完整包膜，且周围甲状腺组织不正常，增强扫描结节强化不明显，与甲状腺腺瘤不同。

② 甲状腺癌多见于儿童或 60 岁以上的男性，肿块形态不规则，分界不清，密度明显不均匀，钙化呈细点或沙砾状，可有颈部淋巴结转移，可资鉴别。

三、甲状腺癌

【临床线索】

甲状腺癌在人体内分泌性恶性肿瘤中居首位。病理类型主要有乳头状癌、滤泡癌、未分化癌及髓样癌。乳头状癌最常见。可以单发或多灶性分布在甲状腺两叶。

【检查方法】

轴位、矢状位、冠状位片。

【CT 征象】

① 甲状腺不规则低密度结节或团块，密度高低混杂，为其特征性改变。病变形态不规则、边缘模糊，后期甲状腺癌常突破包膜，侵及周围结构。病变内出现囊变伴有明显强化的乳头状结节为甲状腺乳头状癌的特征性表现。

② 颗粒状小钙化，15%～18% 的甲状腺癌出现，可以作为恶性病变定性诊断的指征。也可见斑片、斑点状钙化。

③ 增强扫描多呈轻度至中度不均匀强化，囊变区无强化，乳头状癌实性结节明显强化。

④ 颈部淋巴结转移是甲状腺恶性病变定性诊断的可靠的间接诊断指标。甲状腺癌早期即可有颈部淋巴结转移，多位于颈深下组淋巴结，并常具有原发灶某些特点，如颗粒状小钙化等。

【报告范例】

报告书写：甲状腺右叶病变中等不均匀强化，边缘不整，右颈见多发融合肿大淋巴结强化，强化不均，可见囊变。右胸锁乳突肌前外侧囊实性转移淋巴结实质部分中等不均匀强化（图 3-6-3）。

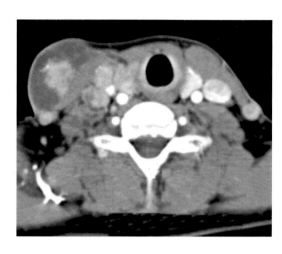

图 3-6-3 甲状腺癌

【报告技巧与提示】

① 甲状腺癌可以单发或多灶性分布在甲状腺两叶。

② CT 见肿瘤囊变及囊壁明显强化的乳头状结节，并有沙砾状钙化，是乳头状癌的特征。

③ 早期即有颈淋巴结转移。

第四章

呼吸系统疾病的 CT 诊断报告书写技巧

第一节　呼吸系统读片基础

一、影像解剖基础

见图 4-1-1。

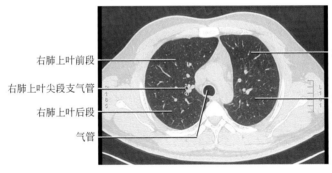

右肺上叶前段　　　　　　　　左肺上叶前段

右肺上叶尖段支气管

右肺上叶后段　　　　　　　　左肺上叶尖后段

气管

(A) 肺窗

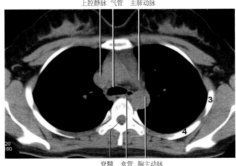

上腔静脉　气管　主肺动脉

脊髓　食管　胸主动脉

(B) 纵隔窗

图 4-1-1

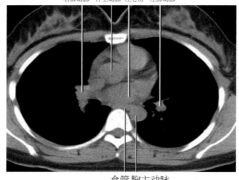

（C）肺窗

食管 胸主动脉
（D）纵隔窗

图 4-1-1　正常胸部 CT 影像解剖

二、正常报告书写要点及示范

（1）报告书写要点　肺窗及纵隔窗共同观察，注意肺内有无病变，气管及支气管有无狭窄及截断，纵隔内有无占位，心脏及各大血管有无异常，食管、胸膜有无异常。外伤患者注意有无液气胸及肋骨骨折。扫描范围内注意甲状腺及腹部部分脏器有无异常。

（2）报告示范　胸廓对称，肺窗示双肺纹理清晰，走行自然，双肺未见异常实变影，双肺门不大。纵隔窗示纵隔无偏移，心影及大血管形态正常，纵隔内未见肿块及肿大淋巴结。双侧无胸腔积液及胸膜肥厚。

■■■ 第二节　气管和支气管疾病 ■■■

一、先天性支气管囊肿

【临床线索】

多为 30 岁以下的青少年，男性稍多于女性。临床症状多少及症状出现的迟早与囊肿所在部位、大小及有无并发症有关；位于纵隔及肺门部的囊肿以压迫症状为主，位于肺内者则以继发感染症状为主。

【检查方法】

胸部 CT 平扫。

【CT征象】

① 含液囊肿为圆形或类圆形囊状影像，边缘光滑清楚。少数囊肿呈浅弧状。CT值为±10Hu左右。

② 含气或液气囊肿可清楚显示囊肿壁，壁厚≤1mm，边缘清楚。含气液囊肿可见液平面。合并急性感染者囊肿外缘模糊。反复感染可引起囊壁增厚或囊内出现液平面。

③ 多发性支气管囊肿为含气囊肿或有液平面，可局限于一个肺叶，或分布在一侧肺或双侧肺。

【报告范例】

报告书写：纵隔窗内可见右侧肺静脉前方、近叶间裂处边界清晰、类圆形、液体密度影。双肺透过度减低，背侧肺野可见索条影。胸廓对称，纵隔内未见肿大淋巴结，心影不大。双侧胸膜略增厚（图4-2-1）。

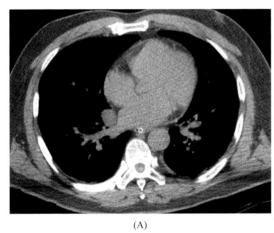
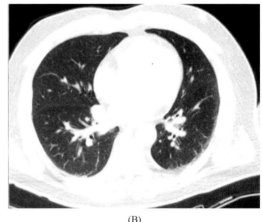

(A)　　　　　　　　　　　　(B)

图4-2-1　先天性支气管囊肿

【报告技巧与提示】

① 囊肿一般不与支气管相通，但感染后囊肿可与支气管连通，此时囊内液体可经支气管排出，并有气体进入囊内，成为含气、含液囊肿或气囊肿。

② 病变可为单发或多发性，多发性支气管囊肿为多囊状或蜂窝状阴影。CT检查能够证实病变为囊性，有助于确诊。

③ 先天性支气管囊肿需与肺大泡、肺结核空洞、肺脓肿及良性肿瘤等疾病鉴别。

二、支气管扩张

【临床线索】

多于儿童和青少年时期发病，仅少数为先天性支气管扩张；主要症状是咳嗽、咯血和咳大量浓痰；常有呼吸道感染及反复发热，可有杵状指。

【检查方法】

胸部CT平扫。

【CT征象】

① 根据形态，支气管扩张分为柱状支气管扩张、静脉曲张型支气管扩张、囊状支气管

扩张。柱状支气管扩张时支气管内腔增宽，管壁增厚，可表现为"轨道征"。静脉曲张型支气管扩张的支气管内腔不仅增宽，且呈凹凸不平表现。

② 当扩张的支气管内有黏液充填时呈棒状影像。囊状支气管扩张表现为多发环状影像，其内可有液平面。支气管的环形影像与相伴随走行的肺动脉横断面相连形成"印戒征"。

③ 囊状支气管扩张内充满黏液时则形成结节状影像。

【报告范例】

报告书写：双侧胸廓对称，肺纹理增多、紊乱呈网状，粗细不等的管状透明影、致密影，多个囊状影。双侧肺门不大，纵隔居中，纵隔内未见肿大淋巴结，心影不大。双侧胸腔未见积液。胸部软组织未见异常（图4-2-2）。

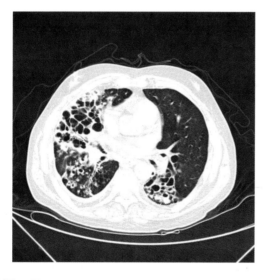

图 4-2-2　囊状支气管扩张

【报告技巧与提示】

① 病人屏气不良或心脏搏动，可引起肺血管的运动伪影，类似支气管扩张的双轨或环形影像，应注意鉴别。心脏搏动伪影一般位于左肺舌叶、两肺下叶及心缘旁。

② 囊状支气管扩张应与肺大泡及蜂窝肺鉴别。

■■■■ 第三节　肺先天性疾病 ■■■■

一、肺发育异常

【临床线索】

本病男多于女、左多于右，单侧肺受累患者多无症状，或仅有胸闷、气短。继发感染或合并其他畸形者则有相应的临床表现。听诊患侧呼吸音减弱或消失，若健侧肺疝入患侧时则可听到呼吸音。

【检查方法】

胸部 CT 平扫。

【CT 征象】

① 患侧胸廓小，纵隔向患侧移位。患侧胸腔内密度升高，无含气肺组织及支气管像，而胸腔上部由健侧肺脏代偿性气肿越过中线形成含气肺组织影像。

② 增强扫描可见患侧肺动脉缺如。心脏向患侧移位，对侧肺脏血管增粗。一侧肺发育不全显示患侧密度增高、体积变小。主支气管变细，肺动脉细小，有时可见静脉回流异常。

③ 肺叶发育不全显示病变的肺叶密度增高，呈三角形或类圆形，三角形病灶尖端指向肺门，增强扫描病变部位有薄壁空腔影像。

【报告范例】

报告书写：右肺体积减小，密度增高，纵隔右移，左肺疝入右侧，左肺局部呈气肿状，纵隔内未见肿大淋巴结，心影不大。双侧胸腔未见积液（图 4-3-1）。

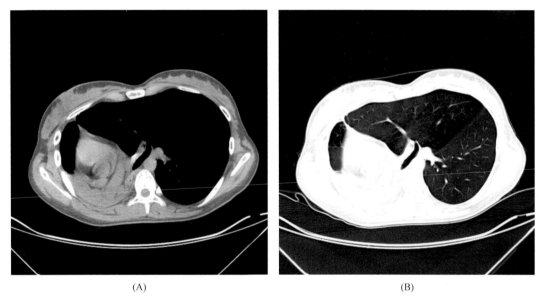

(A)   (B)

图 4-3-1 肺发育不全

【报告技巧与提示】

① 一侧肺发生异常一般分为三型。a. 肺不发育：患侧支气管、肺和血液供应完全缺如。b. 肺发育不良：患侧仅有一小段支气管盲管，无肺组织和血液供应。c. 肺发育不全：患侧主支气管形成，但比正常细小，肺组织发育不完全。

② 先天性一侧肺不发育多见于小儿。平片表现需与肺炎引起的肺不张鉴别。炎性肺不张经抗感染治疗后短期内消失。

二、肺隔离症

【临床线索】

分为肺叶内型和肺叶外型，多位于下叶后基底段靠近横膈处，尤以左侧多见。肺叶内型肺隔离症多见于成人，患者可无临床症状，在健康检查时偶然发现；或因合并感染形成肺部急性炎症，在影像学检查时发现。在后一种情况下，可有发热、胸痛、脓痰，有时可有咯血。肺叶内型肺隔离症较少见，多合并其他先天畸形。

【检查方法】

胸部 CT 平扫、增强扫描、CTA。

【CT 征象】

（1）肺叶内型肺隔离症

① 多种形态，如囊状空腔、实性肿块，或囊实性病变，边缘光滑。囊性病变可有液平面。病变范围多相当一个肺段左右。病变周围可有斑片及条索影，可合并肺气肿。

② 平扫有时可见来自主动脉的血管分支，呈带状影像。增强扫描实性病变可有强化，并易发现供血血管。螺旋 CT 多平面重建及容积成像可全面显示异常血管的解剖形态及走向。

（2）肺叶外型肺隔离症

① 左下叶后段密度均匀的软组织阴影。位于膈下的病变为脊柱旁的肿块影。合并一侧膈疝者占 30% 左右。可有一侧膈升高或膈麻痹。

② 增强扫描可显示其供血动脉及静脉回流情况，如发现主动脉发出的供血血管可以确定诊断。

【报告范例 1】

报告书写：胸廓对称，左肺下叶可见不规则囊状空腔。双侧肺门不大，纵隔居中，其内未见肿大的淋巴结。心脏大小正常，胸壁软组织未见异常。增强扫描可见来自主动脉的供血血管（图 4-3-2）。

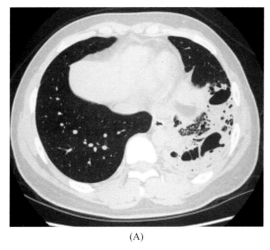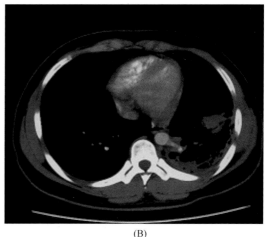

(A)　　　　　　　　　　　　　　　　(B)

图 4-3-2　肺叶内型肺隔离症

【报告范例 2】

报告书写：扫描显示胸廓对称，左肺下叶脊柱旁见团块样病变，其内可见囊状空腔。双侧肺门不大，纵隔居中，其内未见肿大的淋巴结。心脏大小正常，胸壁软组织未见异常。增强及三维重建显示供应血管来自腹主动脉（图 4-3-3）。

【报告技巧与提示】

① 约 2/3 的病人隔离肺位于脊柱旁沟，多位于左下叶后段，少数为右下叶后段。上叶少见。增强扫描发现供血血管可确诊。

② 肺隔离症表现为软组织阴影应和肺肿瘤鉴别，表现为囊腔或囊腔内见液平面应和肺囊肿、支气管扩张及肺脓肿鉴别。鉴别诊断的关键是进行增强扫描、CTA 及数字减影血管造影（DSA）等检查显示异常供应血管。

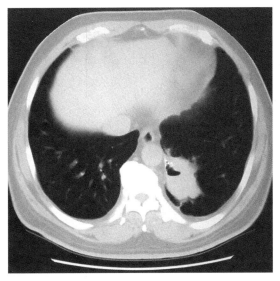

(A) 平扫

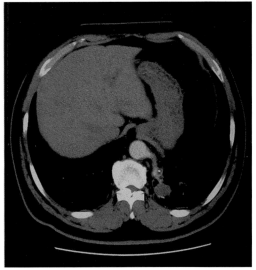

(B) 增强扫描

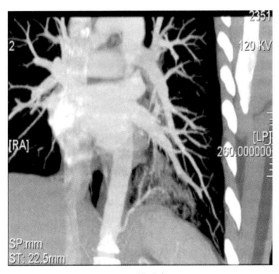

(C) 三维重建

图 4-3-3 肺叶外型肺隔离症

第四节 肺 部 炎 症

一、大叶性肺炎

【临床线索】

冬春两季常见，多见于青壮年，以突然高热、恶寒、胸痛并咳铁锈色痰为临床特点。

【检查方法】

胸部 CT 平扫、增强扫描。

【CT 征象】

① 早期，即大叶性肺炎充血期，病变显示为肺叶内磨玻璃密度或稍高密度影，病变内部密度不均，边缘模糊。

② 病变发展，即实变期（肝样变期），CT 表现为肺叶内全部或大部分实变，病灶密度可均匀或不均匀，部分病灶内可见含气支气管气征，增强后病灶内可见结构完整的肺血管影像。

③ 治疗后，即消散期，由于炎症的吸收，病变范围较实变期缩小，密度减低，病灶内部密度更不均匀，形成大小不等的斑片状病灶。绝大部分病例短期内病变可完全吸收，少数病例吸收缓慢，甚至形成慢性炎症。

【报告范例 1】

报告书写：扫描显示胸廓对称，右肺下叶大片磨玻璃密度影，其内可见斑点状高密度灶。双侧肺门不大，纵隔居中，其内未见肿大的淋巴结。心脏大小正常，胸壁软组织未见异常（图 4-4-1）。

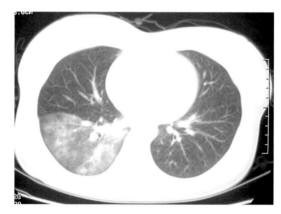

图 4-4-1 右肺下叶肺炎充血期

【报告范例 2】

报告书写：扫描显示胸廓对称，左肺下叶大叶性实变影，其内可见支气管气征。双侧肺门不大，纵隔居中，其内未见肿大的淋巴结。心脏大小正常，胸壁软组织未见异常。增强扫描，病变内部肺血管走行正常（图 4-4-2）。

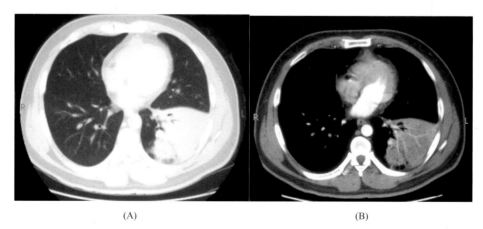

(A)   (B)

图 4-4-2 左肺下叶肺炎实变期

【报告技巧与提示】

① 大叶性肺炎多发生于青壮年，常见临床症状起病急，突然高热、寒战、胸痛、咳嗽、咳铁锈色痰。白细胞总数及中性粒细胞明显增高。

② 大叶性肺炎根据病史、临床症状、实验室检查及影像表现多能做出正确诊断。大叶性肺炎肝变期从阴影形态上需与肺结核、中央型肺癌引起的肺不张及肺炎型肺癌鉴别。大叶性肺炎消散期表现应注意与浸润型肺结核鉴别。

二、支气管肺炎

【临床线索】

多见于婴幼儿、老年人及极度衰弱的患者，或为手术后并发症。临床表现较重，多有高热、咳嗽、咳泡沫黏液脓性痰，伴有呼吸困难、发绀及胸痛等。

【检查方法】

胸部 CT 平扫。

【CT 征象】

① 支气管肺炎分布为多叶、多段，沿支气管分布。腺泡肺泡炎表现为肺野内的小结节影，边缘模糊，病变位于肺野外带时呈树芽征。病变发展，病灶融合形成小斑片状或较大的斑片状影像，边缘不清，两下肺为著。

② 由于炎症导致的终末细支气管阻塞，导致局限性肺气肿，与正常肺含气区域形成明显的密度对比，形成马赛克征。

③ 部分化脓菌引起的病例，在病灶内可出现大小不等的小空洞，其边缘模糊。也有的病例可出现胸腔积液。

【报告范例】

报告书写：扫描显示胸廓对称，双肺下叶多发模糊小片影，边缘模糊，左肺下叶可见融合较大斑片影。双侧肺门不大，纵隔居中，其内未见肿大的淋巴结。心脏大小正常，胸壁软组织未见异常（图 4-4-3）。

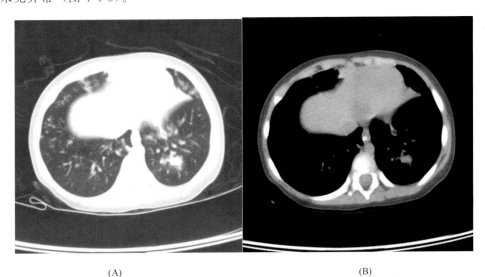

(A)　　　　　　　　　　　　　　(B)

图 4-4-3　支气管肺炎

【报告技巧与提示】

① 支气管肺炎在临床上以发热为主要症状，可有咳嗽、呼吸困难、发绀及胸痛。极度衰弱的老年病人，因机体反应力低，体温可不升高，白细胞总数也可不增多。

② 细菌、病毒及真菌等均可引起支气管肺炎，它们的影像表现类似，有时影像与浸润型肺结核、肺结核支气管播散易混淆，需结合临床病史、实验室及病原学检查才能确诊。

三、间质性肺炎

【临床线索】

多见于小儿，常继发于麻疹、百日咳或流行性感冒等急性传染病。临床上除原发急性传染病的症状外，常同时出现气急、发绀和咳嗽，但体征较少，常无白细胞升高。

【检查方法】

胸部 CT 平扫。

【CT 征象】

间质性肺炎主要表现为两肺野出现斑片状或大片状磨玻璃密度影像，其边界相对较清楚，特别是在高分辨率 CT（HRCT）图像上。有些病例表现为肺支气管血管束增粗、小叶间隔增厚、肺内蜂窝状改变及纤维化。严重病例出现肺气肿。

【报告范例】

报告书写：扫描显示胸廓对称，两肺散在边缘较清楚的磨玻璃密度病灶，内部可见纤维网格影。双侧肺门不大，纵隔居中，其内未见肿大的淋巴结。心脏大小正常，胸壁软组织未见异常（图 4-4-4）。

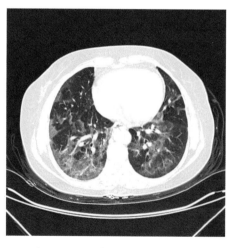

图 4-4-4　间质性肺炎

【报告技巧与提示】

① 细菌和病毒均可引起间质性肺炎，小儿较成人多见。

② 间质性肺炎的临床症状明显而体征较少。

③ 间质性肺炎与其他原因引起的肺间质性病变（胶原病、肺尘埃沉着病、组织细胞病 X、结节病、细支气管炎）相似，应注意鉴别。

四、肺炎性假瘤

【临床线索】

发病高峰年龄组为 30～40 岁，男多于女；主要临床症状为咳嗽，偶有痰中带血者，有的曾有急性炎症病史，假瘤位于既往发生急性炎症的部位，还有一些患者无任何临床症状；少数肺炎性假瘤可发生恶变。

【检查方法】

胸部 CT 平扫。

【CT 征象】

① 炎性假瘤是增生性慢性炎症，呈肿瘤形状，表现为圆形或类圆形影，病灶边界较清楚、光滑，部分病灶可有浅分叶。内部密度均匀，有时病灶中央可见钙化，部分中心坏死则为液性密度区。

② 增强后炎性假瘤的强化与其内部血管成分的多少、有无液化坏死及空洞有关。炎性假瘤周围的局限性胸膜增厚表现为线样或条片状影。

③ 当炎性假瘤恶变时，其形态变得不规则，短期内体积增大。

【报告范例】

报告书写：扫描显示胸廓对称，右上叶尖段球形病灶，其边缘不规则，边缘可见毛刺。双侧肺门不大，纵隔居中，其内未见肿大的淋巴结。心脏大小正常，胸壁软组织未见异常（图 4-4-5）。

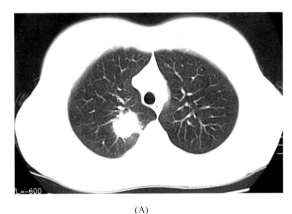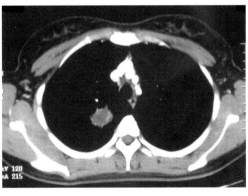

(A)   (B)

图 4-4-5　肺炎性假瘤

【报告技巧与提示】

① 肺炎性假瘤的本质为增生性炎症，增生的组织形成肿瘤样团块，因而称肺炎性假瘤。

② 炎性假瘤患者发病年龄以 30～40 岁多见，男性多于女性。在临床症状中咳嗽较常见，痰中带血较少见，病史中有的有急性炎症阶段，有的无明确急性炎症既往史，也有的炎性假瘤无任何临床症状，一般需要手术治疗。

③ 炎性假瘤的影像无特征性，在诊断时经常需与周围型肺癌和结核球鉴别。对于炎性假瘤的诊断应采用排除法，将影像表现与临床相结合，做出正确的诊断。

五、肺脓肿

【临床线索】

发病急剧，有高热、寒战，体温呈弛张型。咳嗽逐渐加重并排出大量脓臭痰，放置后痰分三层，有时痰中带血；临床上，病程达 3 个月以上仍不能痊愈合者称为慢性肺脓肿，可有间歇性发热及持续性咳嗽，可出现杵状指。

【检查方法】

胸部 CT 平扫。

【CT 征象】

① 肺脓肿可呈结节或团块状，单发或多发，边缘多模糊，部分病灶周围可见片状阴影。病灶中央为液化坏死区，若脓腔与支气管相通，脓液排除，则形成空洞，空洞内可有或无液平面。

② 空洞壁内缘、外缘不光滑，增强扫描空洞壁可有强化。

③ 治疗后肺脓肿吸收，其周围界限清楚，空洞变小、消失，仅存留纤维索条影。

【报告范例】

报告书写：扫描显示胸廓对称，右肺上叶后段厚壁空洞，内壁不光滑，可见液平，边缘模糊。周围可见斑片状模糊影。双侧肺门不大，纵隔居中，其内未见肿大的淋巴结。心脏大小正常，胸壁软组织未见异常（图 4-4-6）。

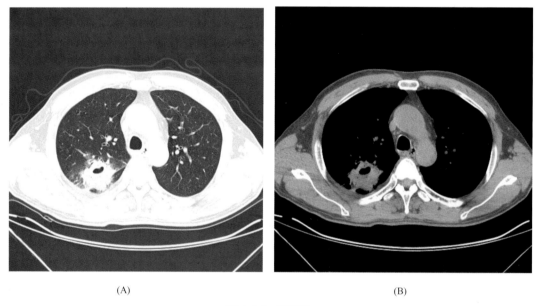

(A)   (B)

图 4-4-6　肺脓肿

【报告技巧与提示】

① 经呼吸道感染的肺脓肿多为单发，血源性肺脓肿多发常见。

② 肺脓肿影像表现有时应与肺结核、周围型肺癌鉴别，仅根据影像表现鉴别较困难，特别是慢性肺脓肿，需密切结合临床病史及症状。查痰找结核杆菌或癌细胞对鉴别诊断有帮助。

■■■ 第五节　肺　结　核 ■■■

一、原发型肺结核

【临床线索】

多发生于儿童，故又称儿童型肺结核病，但也偶见于未感染过结核杆菌的青少年和成人。一般症状轻微，婴幼儿发病较急，可有高热。绝大多数预后较好。

【检查方法】

胸部 CT 平扫。

【CT 征象】

① 原发综合征胸部表现为小叶肺泡结节影、肺野内边界模糊的片状或斑片状阴影，病灶密度不均，伴有肺门、纵隔淋巴结增大。常见的增大淋巴结为同侧肺门、上腔静脉后、主肺动脉窗、隆突下淋巴结。

② 胸内淋巴结结核可见肺门、纵隔单发或多发淋巴结增大，部分淋巴结可融合成团块状，平扫时密度均匀，增强后可均匀强化。当淋巴结增大显著，中心伴有干酪样坏死时，出现典型的淋巴结环形强化。

【报告范例】

报告书写：胸廓对称，左肺上叶多发腺泡样模糊影，左肺门淋巴结肿大，右肺门淋巴结明显增大，纵隔居中，其内未见肿大的淋巴结。心脏大小正常，胸壁软组织未见异常。增强扫描显示淋巴结呈环行强化（图 4-5-1）。

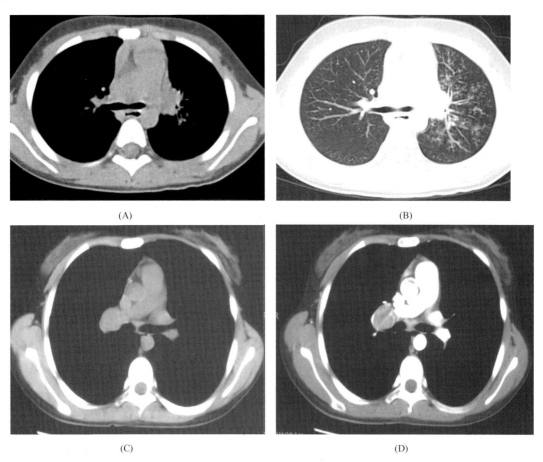

(A)　　　　　　　　　　　　　　(B)

(C)　　　　　　　　　　　　　　(D)

图 4-5-1　原发型肺结核

【报告技巧与提示】

① 原发型肺结核为初染结核，多见于儿童。

② 原发综合征的肺内原发灶较淋巴结炎吸收快，当原发灶完全吸收时，因结核性淋巴

结炎常伴有不同程度干酪样坏死而吸收缓慢，此时可有纵隔和/或肺门淋巴结增大，称为胸内淋巴结结核。

二、血行播散型肺结核

【临床线索】

分为急性血行播散型肺结核（又称急性粟粒型肺结核）及亚急性或慢性血行播散型肺结核。急性血行播散型肺结核可见于 2％～6％的原发型肺结核（尤多见于儿童）患者，亦可见于免疫机制受到严重抑制的继发型肺结核患者，多有明显的全身中毒症状，如高热、寒战、咳嗽、昏睡以及脑膜刺激症状等，实验室检查血红细胞沉降率增快，结核菌素实验呈强阳性，浓缩法痰液涂片检查可查到抗酸杆菌，结核杆菌培养常呈阳性。亚急性或慢性血行播散型肺结核多见于成人，病情发展较缓慢，可无明显中毒症状。

【检查方法】

胸部 CT 平扫。

【CT 征象】

① 急性血行播散型肺结核：两肺可见 1～2mm 大小的粟粒结节影，病灶均匀分布于两肺各叶、段，结节大小相近。部分病例可合并胸腔积液。

② 亚急性及慢性血行播散型肺结核：两肺多发结节，病灶形态、大小、密度不同，有的已钙化。于两肺分布状况不均匀，两肺上中肺野多于两肺下肺野，左、右肺内病灶多少不同。此类病例常合并有肺内斑片状浸润灶，部分可见空洞形成。

【报告范例】

报告书写：胸廓对称，显示双肺弥漫分布的小结节影，结节大小、分布均匀。双侧肺门不大，纵隔居中，其内未见肿大的淋巴结。心脏大小正常，胸壁软组织未见异常（图 4-5-2）。

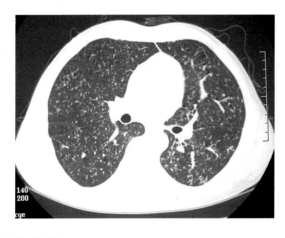

图 4-5-2　急性血行播散型肺结核

【报告技巧与提示】

① 结核杆菌侵入血液循环后可引起血行播散型肺结核。血行播散型肺结核的结核杆菌可来源于原发病灶、气管支气管、纵隔淋巴结结核的破溃和身体内其他脏器的结核病变。

② 大量结核杆菌一次侵入或短期内反复侵入血液循环可引起急性血行播散型肺结核。亚急性或慢性血行播散型肺结核是较少量结核杆菌在较长时间内多次侵入血液循环引起的播散病灶。

三、继发型肺结核

【临床线索】

病变常局限于肺的一部分，尤好发于上叶尖段、后段及下叶背段。病变发生迅速而且反应剧烈，易发生干酪样坏死，多有空洞形成；空洞形成是继发型肺结核的标志，提示病变处于活动期。继发型肺结核为典型的慢性、缓慢进展性疾病。早期常无症状或仅有轻微咳嗽、胸痛等非特异性症状。常见症状分为两类，一类为全身中毒症状，如低热、盗汗、疲乏、消瘦、食欲不振等；另一类是结核病变直接引发的咳嗽、咯血、胸痛等症状。

【检查方法】

胸部 CT 平扫。

【CT 征象】

① 如果病变以渗出为主，表现为密度较淡的小结节、斑片状阴影，呈肺内散在分布，病灶边缘模糊。病变内可见散在密度略高、边缘较清楚的实变影，为渗出性病灶内部出现的增殖性病灶。

② 若病变以增殖为主，则表现为密度较高的片状、斑片状阴影，多数病灶内部密度不均，可见空洞、钙化，有些病例合并血行播散灶。

③ 斑片及结核球周围可见大小不等结节性卫星灶，部分病灶内可见支气管气征。空洞形成时，在其余肺野内可见支气管播散灶，表现为肺内大小不等结节灶。

④ 当形成干酪样病灶时，肺内病灶呈大片或肺叶分布。其内可见支气管扩张、液化及空洞形成。

⑤ 结核球好发于上叶尖后段及下叶背段，为结核干酪样病灶为纤维组织包裹形成，增强后结核球无强化或环状强化。其周围可见卫星灶，有时可见空洞形成。结核球的愈合形式为钙化。

⑥ 病变反复发作，表现为空洞、纤维化索条、肺内浸润灶及支气管播散灶共存。空洞形态多不规则，壁厚，有时其内可合并真菌感染，空洞周围常存在广泛纤维化病灶，呈条片及索条状，严重纤维化可导致周围血管支气管移位、邻近胸膜增厚、患侧胸廓塌陷、纵隔移位，病变内支气管常见扩张，无病肺野代偿性肺气肿。

【报告范例】

报告书写：胸廓对称，双肺上叶可见淡片状渗出影、小结节影。局部可见空洞形成及小斑片影。双侧肺门不大，纵隔居中，其内未见肿大的淋巴结。心脏大小正常，胸壁软组织未见异常（图 4-5-3）。

【报告技巧与提示】

继发型肺结核多为已静止的肺内原发灶重新活动，也可为外源性感染所致，此型为成人肺结核中最常见的类型，病变预后差别较大。

四、结核性胸膜炎

【临床线索】

结核性胸膜炎是指结核杆菌或其代谢产物进入处于高敏状态的胸膜腔中引起的胸膜炎症，在临床上已排除其他原因引起的胸膜炎，可出现胸腔积液，多为单侧。

【检查方法】

胸部 CT 平扫。

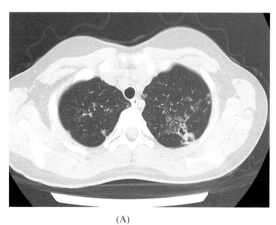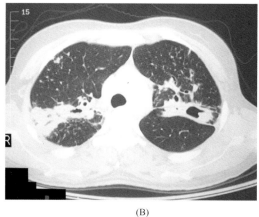

(A)   (B)

图 4-5-3　继发型肺结核

【CT 征象】

胸腔积液时双侧或单侧胸腔内出现液性密度区，位于后胸壁与肺组织间，少至中等量积液呈新月形，大量积液可以完全充满胸腔。胸腔积液常导致患侧肺组织受压形成膨胀不全或

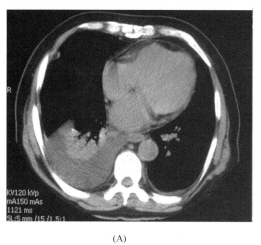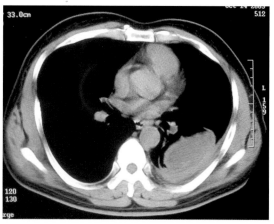

(A)   (B)

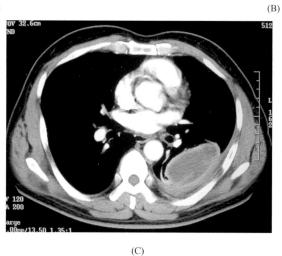

(C)

图 4-5-4　结核性胸膜炎

肺不张。

　　当发生胸膜肥厚、粘连时，胸腔积液分布受限。胸膜肥厚可广泛或呈局限性，形成包裹性胸腔积液。结核性胸膜炎的愈合表现为胸膜钙化。

【报告范例】

　　报告书写： 右侧胸腔背侧见弓状液体密度影，右肺下叶局部肺组织膨胀不良。右侧胸腔积液伴右下叶部分肺不张。左肺下叶可见包裹积液形成，增强后可见周围增厚的胸膜强化（图 4-5-4）。

【报告技巧与提示】

　　① 结核性胸膜炎可见于任何年龄，以儿童与青少年多见。

　　② 结核性干性胸膜炎以发热及胸部剧烈疼痛为主要症状，深呼吸及咳嗽时胸痛加重，听诊可闻胸膜摩擦音。

　　③ 结核性渗出性胸膜炎引起胸腔积液，初染结核尤易产生，多为单侧。一般为浆液性，偶为血性。可引起包裹性胸腔积液，有时包裹性胸腔积液的胸膜可钙化，病变治愈时可残留胸膜增厚粘连或钙化。

■■■ 第六节　肺　肿　瘤 ■■■

一、肺良性肿瘤

　　肺部良性肿瘤种类较多，但发病率较低，仅占原发肿瘤的 1%～10%。错构瘤最为常见。临床上多无症状。

（一）肺错构瘤

【临床线索】

　　临床症状与发生部位有关，可有咳嗽、发热等肺部感染症状。

【检查方法】

　　胸部 CT 平扫。

【CT 征象】

　　① 中央型错构瘤在支气管管腔内可见结节状软组织影，边缘光滑清楚．密度均匀，病变一部分附于支气管壁上，但支气管壁不增厚。

　　② 周围型错构瘤肿瘤边缘光滑、清楚，一般无分叶，或可有浅分叶。CT 检查可清楚显示肿块内脂肪成分，此征象对错构瘤的诊断有价值。CT 对钙化的显示较 X 线片清楚，为斑片状或爆米花样钙化，钙化量较多。

【报告范例】

　　报告书写： 胸廓对称，双侧肺野清晰，各级支气管通畅。右肺下叶背段见一结节，边缘较光滑双侧肺门不大，纵隔居中，其内未见肿大的淋巴结。心脏大小正常，胸壁软组织未见异常（图 4-6-1）。

【报告技巧与提示】

　　① 错构瘤可发生于主支气管或叶、段支气管内，也可发生于肺内。发生在主支气管及

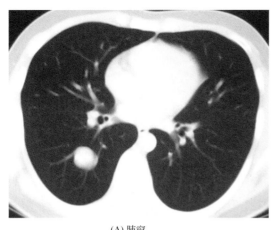
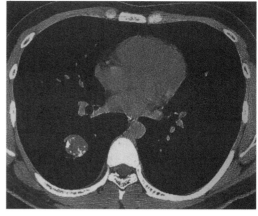

(A) 肺窗　　　　　　　　　　　　　　(B) 纵隔窗

图 4-6-1　肺错构瘤

叶、段支气管内的错构瘤称中央型错构瘤，发生在肺内称周围型错构瘤。

② 中央型错构瘤阻塞支气管可发生阻塞性肺炎或肺不张。周围型错构瘤多数无临床症状，常因胸部影像检查偶然发现。

③ 错构瘤的 X 线表现需要与肺癌、结核瘤、炎性假瘤及腺瘤鉴别。CT 显示结节内有钙化及脂肪密度有助于错构瘤的诊断。

（二）肺腺瘤

【临床线索】

发病年龄以 30～50 岁常见。中央型腺瘤主要临床症状有咳嗽、胸痛、咯血及发热。周围型腺瘤大多数无临床症状。病程较长，可达 1 年至数年。

【检查方法】

胸部 CT 平扫。

【CT 征象】

管内型腺瘤可见支气管内软组织肿块，呈息肉状或结节状，边缘光滑清楚，密度均匀一致。管壁型腺瘤可表现为管壁增厚、管腔狭窄。管外型腺瘤可见围绕支气管的软组织肿块阴影，可呈圆形、椭圆形或不规则形。管内外混合型腺瘤兼有管内型和管外型二者的表现。增强扫描有强化。

【报告范例】

报告书写： 显示胸廓对称，右下肺及左肺索条影、小片状高密度影，且内见点状钙化影，双侧胸膜增厚，各级支气管通畅，无扩张与狭窄。双侧肺门不大，纵隔居中，其内未见淋巴结肿大。心脏大小正常，胸壁软组织未见异常（图 4-6-2）。

【报告技巧与提示】

① 支气管腺瘤可发生于主支气管及叶、段支气管，也可发生在肺部，前者称中央型，后者为周围型。中央型较周围型多见。

② 中央型腺瘤需要与中央型错构瘤或其他良性肿瘤鉴别，根据影像表现鉴别困难，鉴别诊断需要依赖纤维支气管镜行病理组织学检查证实。

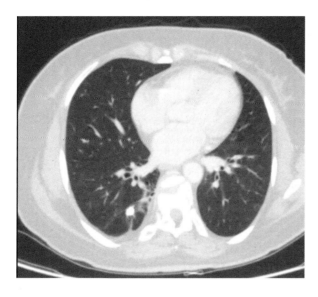

图 4-6-2　肺腺瘤

二、肺恶性肿瘤

1. 中央型肺癌

【临床线索】

中央型肺癌症状较周围型出现得早，症状较重，主要为咳嗽及痰中带血、胸痛与发热等。

【检查方法】

胸部 CT 平扫、增强扫描。

【CT 征象】

① 早期肺癌表现为轻微的阻塞性肺炎或肺不张。支气管管壁轻度增厚、腔内结节及支气管腔狭窄，向支气管内生长的肺癌可引起支气管阻塞截断。

② 中晚期肺癌肺门肿块常见，边缘比较清楚，为软组织密度。支气管限局性管壁增厚，引起支气管狭窄和阻塞。支气管狭窄范围较局限，管壁不规则。也可引起支气管梗阻，呈逐渐狭窄截断或突然截断。肿瘤可在支气管内形成结节，常合并管壁增厚。

③ CT 可清楚显示支气管阻塞的继发改变，阻塞性肺炎表现为斑片状或肺段、肺叶实变。阻塞性肺不张多为肺叶或一侧肺。肺不张合并肺门肿块时，肺门区密度增高，或见肿块轮廓。增强扫描时肺门肿块比肺不张密度低。增强扫描在肺不张内可见条状或结节状低密度影，为支气管内潴留的黏液不强化所致。

④ 螺旋 CT 的支气管多平面重建及容积重建图像可从不同角度观察病变，准确反映支气管狭窄的程度、范围，狭窄远端情况，以及肿瘤向管腔外侵犯的范围。

【报告范例】

报告书写：胸廓对称。右上叶支气管阻塞，气管分支下淋巴结肿大。双侧肺门不大，纵隔居中。心脏大小正常，胸壁软组织未见异常（图 4-6-3）。

2. 周围型肺癌

【临床线索】

可仅表现咳嗽或痰中带血，也可无任何临床症状。发生在肺尖部的周围型肺癌称肺上沟

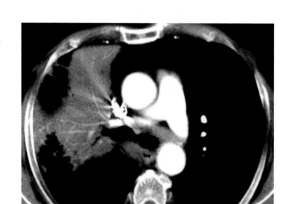

图 4-6-3　中央型肺癌

瘤，又称 Pancoast 瘤，可压迫交感神经引起霍纳综合征，即同侧眼睑下垂、瞳孔缩小、眼球下陷及额部不出汗。

【检查方法】

胸部 CT 平扫、增强扫描。

【CT 征象】

① 早期肺癌结节的密度分为实性密度、磨玻璃密度及部分磨玻璃密度，磨玻璃密度结节内可见血管影。

② 肿瘤的瘤体征象：肺癌有空泡征或细支气管像，空泡征为结节内数毫米的含气影，细支气管像为结节内的支气管分支影像，多见于细支气管肺泡癌和腺癌。早期肺癌钙化很少见。

③ 肿瘤的边缘征象：多数肺癌边缘模糊、毛糙，分叶征为肿瘤边缘呈凹凸不平表现，约占 80% 以上。分叶之间的凹陷处可有血管影，此种表现对肺癌的诊断有意义。

④ 肿瘤的周围征象：胸膜凹陷征较常见，表现为肿瘤与胸膜之间的线形或三角形影像。线状影在肿块与胸膜之间，一条或两条，宽 1mm、长 1～2cm，称此种表现为尾征或兔耳征。三角形影为肿块与胸膜之间尖向肿块底向胸膜的幕状阴影。在肿瘤与胸膜凹的连接处常可见有切迹，在腺癌和细支气管肺泡癌多见。血管集中征为相邻肺段或次肺段的血管向肿瘤聚拢，在肺癌集中的血管可为肺动脉或肺静脉。

⑤ 增强扫描：增强后 CT 值增加 20Hu 以上。肺癌强化的形态为完全强化。动态增强扫描见时间－密度曲线呈逐渐上升的形态，5min 达到高峰。

⑥ 肿瘤的瘤体征象：肿瘤呈肿块形态，多数肿瘤密度均匀。较大的肿瘤可有钙化，CT 检查钙化的发生率为 6%～7%。肿瘤瘤体可形成空洞，为厚壁空洞，洞壁一般厚薄不均，内壁凹凸不平或不规则，可有肿瘤结节影像。

⑦ 肿瘤的转移表现：周围型肺癌的转移如肺内结节、癌性淋巴管炎、肋骨破坏、胸膜肿块、胸腔积液、心包积液与肿块、纵隔及肺门淋巴结增大等，CT 检查比 X 线显示得清楚。肺尖部癌（肺上沟瘤）常侵及胸壁并引起临近的肋骨破坏。

【报告范例 1】

报告书写：胸廓对称，右肺上叶磨玻璃密度结节影像。双侧肺门不大，纵隔居中，其内未见肿大的淋巴结。心脏大小正常，胸壁软组织未见异常（图 4-6-4）。

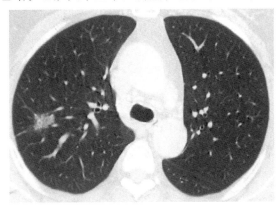

图 4-6-4 周围型肺癌

【报告范例 2】

报告书写：胸廓对称，右肺上叶见一空洞，壁厚薄不均，内壁凹凸不平。双侧肺门不大，纵隔居中，其内未见肿大的淋巴结。心脏大小正常，胸壁软组织未见异常（图 4-6-5）。

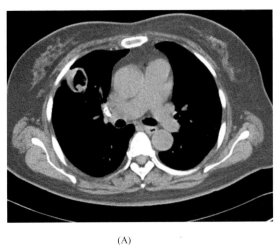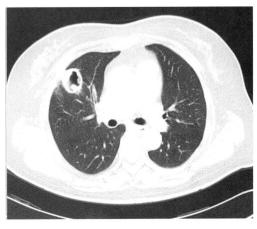

(A)   (B)

图 4-6-5 周围型肺癌

三、肺转移瘤

【临床线索】

患者常有原发肿瘤病史。

【检查方法】

胸部 CT 平扫、增强扫描。

【CT 征象】

血行转移瘤为肺内多发结节影像，结节大小不等，可为多发大结节、1cm 以下小结节或粟粒结节。结节随机分布，可位于胸膜下、支气管血管束周围及肺内。结节的密度均匀，骨肉瘤转移可有钙化。

淋巴管转移可为弥漫性或局限性分布，后者位于一侧肺或 1～2 个肺叶。常有小叶间隔增厚、支气管血管束增粗。肺内有多发小结节，主要位于胸膜下、支气管血管束周围及小叶间隔。

恶性肿瘤的直接蔓延可见肿瘤从原发部位如胸壁、纵隔向肺内侵入生长。

【报告范例 1】

　　报告书写：胸廓对称，双肺多发小结节影，大小，密度均匀。双侧肺门不大，纵隔居中，其内未见肿大的淋巴结。心脏大小正常，胸壁软组织未见异常（图 4-6-6）。

【报告范例 2】

　　报告书写：胸廓对称，右肺有多发小结节病灶及小叶间隔增厚改变。双侧肺门不大，纵隔居中，其内未见肿大的淋巴结。心脏大小正常，胸壁软组织未见异常（图 4-6-7）。

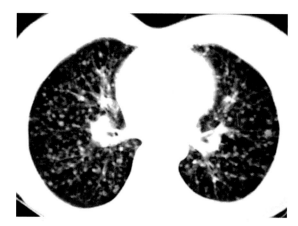

图 4-6-6　血行转移瘤

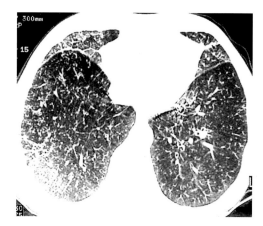

图 4-6-7　右肺癌性淋巴管炎

【报告技巧与提示】

　　肺转移瘤需要与肺内一些疾病鉴别，如肺结核、金黄色葡萄球菌肺炎及其他病源引起的肺炎、真菌病、胶原病、肺尘埃沉着病、恶性组织细胞增殖症、结节病、淀粉沉着症等。其中以肺结核需与转移瘤鉴别的机会较多，特别是发生于两肺中下肺野的血行播散型肺结核及多发肺结核球。可进行经皮穿刺活检确诊。

▪▪▪ 第七节　肺尘埃沉着病 ▪▪▪

一、硅沉着病

【临床线索】

　　早期可无任何症状，晚期可有呼吸困难，甚至发绀、咯血。硅沉着病（矽肺）多是生产性粉尘吸入过多引起气道和肺泡损伤所致，造成肺部弥漫性纤维化。

【检查方法】

　　胸部 CT 平扫。

【CT 征象】

　　① 特征性表现为圆形小结节影，密度较高，可钙化，结节大小不等，多为 2～5mm，分布特点与胸片相似，结节类型属淋巴管周围结节，即结节位于支气管血管束周围、胸膜下及小叶中心。

　　② 晚期矽肺可见团块影，边缘多不规则，周围常可见典型的瘢痕性肺气肿。团块内半数以上可见钙化灶，多为针尖状或团块状钙化。团块较大时（大于 4cm）内部常发生坏死而

呈低密度改变，部分可形成空洞。

③ 肺门淋巴结蛋壳样钙化有助于区别其他肺尘埃沉着病（尘肺），但并非特异，还可见于非尘肺性质疾病，如结节病等。

【报告范例 1】

报告书写：胸廓对称，双肺透过度尚可，双肺野可见簇状分布的大小不等结节影，密度较高。双侧肺门不大，纵隔居中，其内未见肿大的淋巴结。心脏大小正常，胸壁软组织未见异常（图 4-7-1）。

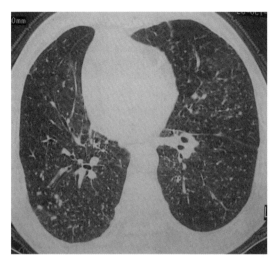

图 4-7-1　Ⅰ⁺期矽肺

【报告范例 2】

报告书写：胸廓对称，双上肺见团块影，边缘不规则，双肺透过明显增高、肺纹理稀疏。双侧肺门不大，纵隔居中，其内未见肿大的淋巴结。心脏大小正常，胸壁软组织未见异常（图 4-7-2）。

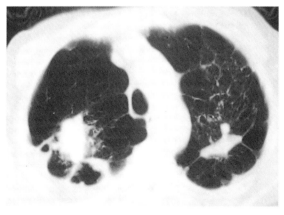

图 4-7-2　Ⅲ期矽肺

【报告技巧与提示】

① 矽肺是由于长期吸入一定浓度的二氧化硅粉尘引起肺部弥漫性纤维化所致的一种职业性尘肺病。粉尘被吸入后在肺内引起的基本病理改变是慢性进行性肺间质纤维化及矽结节形成。

② 多个小结节可以互相融合形成大结节或融合团块。融合团块的周围可有肺气肿。这是典型矽肺晚期常见的病理改变。

③ 矽肺早期临床表现可不明显。晚期则可有呼吸困难，甚至发绀、咯血。合并结核及慢性炎症者症状更为严重。最后因肺源性心脏病而致心肺功能衰竭。

二、石棉肺

【临床线索】

石棉肺是吸入石棉粉尘后肺部产生的纤维化改变。临床症状出现较早且较重，主要症状是咳嗽、咳痰、气急和胸痛，常伴有杵状指。

【检查方法】

胸部 CT 平扫。

【CT 征象】

① 胸膜斑表现为局限性胸膜增厚，胸膜斑可分为三类，轻度厚不超过 1mm，长 0.5～1.0cm，数量少；中度厚 1～3mm，长 1～3cm，数量较多；重度厚大于 3mm，清楚地突入邻近肺内。石棉肺患者多有中度或重度胸膜斑。

② HRCT 能可靠地检出石棉肺的早期纤维化，依纤维化程度不同，可表现为磨玻璃密度影、网织结节影、蜂窝影。偶可见胸膜下弧线影。

【报告范例】

报告书写：双肺纹理增强、紊乱，小叶间隔增厚，肺内散在多发细小网格状高密度影，呈轻度蜂窝肺改变；胸膜下多发线状致密影，叶间胸膜弥漫性增厚（图 4-7-3）。

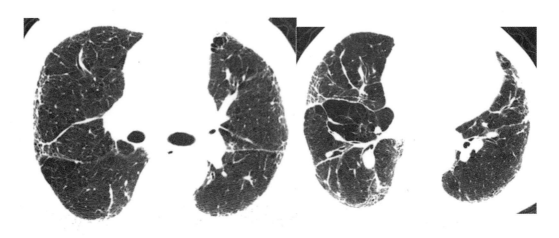

图 4-7-3　石棉肺

【报告技巧与提示】

① 石棉肺是吸入石棉粉尘后，由于粉尘对组织的长期刺激，产生肺间质的弥漫性纤维化和胸膜斑形成。

② 临床上，石棉肺病人在 X 线出现明显的特征改变之前，就有咳嗽、气短和无力等症状。当呼吸道感染时，症状加重，并有胸痛、发绀、发热等。晚期病人常有杵状指及肺源性心脏病症状。

第八节　肺 真 菌 病

一、曲菌病

【临床线索】

肺部最常见的真菌病，主要致病菌为烟曲菌，在慢性病病人免疫功能低下时，入侵肺部发生肺曲菌病。

【检查方法】

胸部 CT 平扫。

1. 曲菌球

【CT 征象】

① 曲菌球为圆形或类圆形致密阴影，位于肺内空洞或空腔内。曲菌球一般 3～4cm，边缘清楚、光滑。其大小可多年不变，也可有变化。

② 曲菌球由于不侵及空洞（腔）壁，其体积小于空洞（腔）内腔，故可在洞（腔）内活动。曲菌球的位置有变化，总是位于空洞（腔）的最低位置。

③ 空洞壁形态因病因而异。肺结核的纤维空洞及愈合的肺脓肿空洞洞壁较薄，肺癌空洞壁较厚，或厚薄不均。由于曲菌球易发生在肺结核空洞内，故两上叶多见，洞壁多较薄。空洞内一般无液平面。

④ CT 可清楚显示空洞或空腔内的球形影像，边缘清楚，CT 值为软组织密度，较长时间的病变可有钙化。增强扫描一般无强化，但空洞壁可有强化。

【报告范例】

报告书写：胸廓对称，左上叶尖后段可见较大空洞形成，其内另可见结节影，结节位于后壁。双侧肺门不大，纵隔居中，其内未见肿大的淋巴结。心脏大小正常，胸壁软组织未见异常（图 4-8-1）。

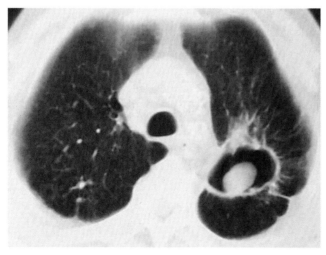

图 4-8-1　结核空洞伴曲菌感染

【报告技巧与提示】

① 本病的影像诊断依据为空洞或空腔内的球形阴影，密度均匀，边缘清楚，位置可随体位移动。查痰找到曲菌对诊断有重要意义。

② 内有球形阴影的空洞（腔）除继发曲菌感染外，还可见于肺结核和肺癌。肺结核内的球形内容物可为干酪样坏死团块。周围型肺癌内癌性肿块也可形成类圆形表现。肺结核常发生在上叶尖后段或下叶背段，洞较大，壁薄，圆形或椭圆形，空洞周围有卫星灶。周围型肺癌空洞壁厚薄不均，外缘呈分叶状，洞内球形内容物形态不规则，不能移动。查痰找到结核杆菌或癌细胞有助于这两种疾病确诊。

2. 过敏性支气管肺型曲菌病

【CT 征象】

① 支气管内黏液栓塞表现为手套征，即扇状分布的多个柱状影，向肺门侧集中，边清楚。

② 增强扫描支气管黏液栓塞无强化。可有支气管扩张形成的环形或管状影像。

【报告范例】

报告书写：双肺上叶可见多发带状阴影，呈葡萄状或指套状改变，向肺门方向集中，边缘清楚，提示支气管黏液嵌塞；双肺上下叶支气管管腔扩张及管壁增厚，呈车轨样改变；右肺下叶背段支气管近端呈柱状扩大而远端支气管正常；右肺中叶及左肺下舌叶斑片状实变密度影提示肺组织膨胀不全。双肺内散在斑点状、斑片状密度影，边缘模糊，沿支气管走行分布（图 4-8-2）。

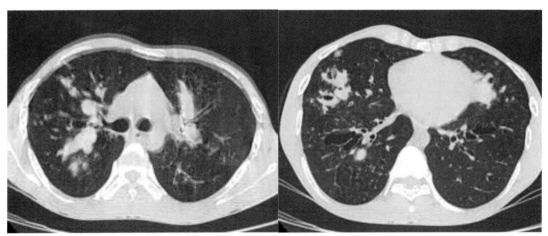

图 4-8-2　过敏性支气管肺型曲菌病

【报告技巧与提示】

① 过敏性支气管肺型曲菌病是由机体对曲菌发生变态反应而引起，主要病理改变是支气管黏液栓塞。痰检曲菌阳性可得以确诊。

② 过敏性支气管肺型曲菌病的黏液栓子咳出后，所出现的环状或管状支气管增宽影需与其他原因的支气管扩张区别。过敏性支气管肺型曲菌病支气管异常多发生在上叶，多在近侧支气管，而感染引起的支气管扩张好发于两肺下叶，多为支气管外围分支。

3. 侵袭型曲菌病

【CT 征象】

① 肺内弥漫性斑片状结节影，边缘模糊。结节周围出现晕征，代表出血，曲菌病结节如发生空洞，可出现含气新月征，上述征象有一定诊断意义。

② 本病发生在机体免疫力降低的情况下。影像表现缺乏特异性。多次痰检找到曲菌对本病的诊断有意义。

【报告范例】

　　报告书写：胸廓对称，双肺野内弥漫分布大小不等斑片、结节影，边缘模糊，部分可见小空洞。双侧肺门不大，纵隔居中，其内未见肿大的淋巴结。心脏大小正常，胸壁软组织未见异常（图 4-8-3）。

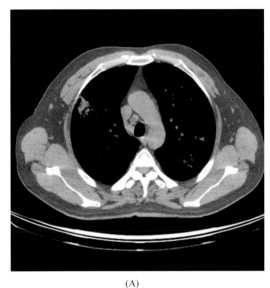
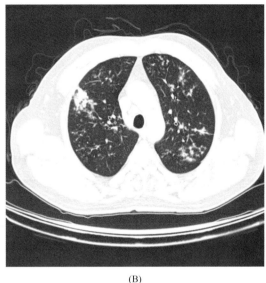

(A)　　　　　　　　　　　　　　　　　(B)

图 4-8-3　侵袭性曲菌病

【报告技巧与提示】

　　① 侵袭型曲菌病发生在免疫力低下的病人，如急性白血病、恶性肿瘤、慢性消耗性疾病病人和艾滋病患者。也见于肾移植术及骨髓移植术后、放射线照射、药物中毒或肺部肿瘤转移的病人。病原菌经气道侵入肺内。死亡率较高，30％～90％。

　　② 曲菌经支气管侵入肺组织，发生支气管肺炎。病变也累及肺泡壁，侵及肺间质。肺动脉受侵时可形成血栓，引起出血性肺梗死。常发生肺脓肿。血行播散发生率为 20％～25％，引起其他脏器病变。最常见的受累脏器为肾。

　　③ 病人有高热、呼吸困难、咳嗽、胸痛、咯血等症状。

二、隐球菌病

【临床线索】

　　由于新型隐球菌感染所引起，呈亚急性或慢性感染。此菌为土壤、牛乳、鸽粪和水果等中的腐生菌，感染途径为吸入性。除产生肺部疾病外，常侵犯脑和脑膜。多数病人无明显的呼吸道和全身症状。

【检查方法】

　　胸部 CT 平扫。

【CT 征象】

　　① 免疫功能正常的病人肺内有单发结节或肿块影像，可有空洞。也可为肺叶、肺段实变阴影。免疫功能低下的病人肺内有多发病灶，表现为广泛的肺泡实变阴影或多发肿块阴

影，可合并空洞。发生血行播散时肺内出现多发粟粒影，并可引起骨的异常。胸腔积液和肺门淋巴结肿大不多见。

② 本病的胸部影像表现缺乏特征性。若在痰中找到新型隐球菌的圆形厚壁孢子，对肺内新型隐球菌感染的诊断有价值。

【报告范例】

报告书写：胸廓对称，双上叶胸膜下较厚壁空洞病灶。右上叶空洞病灶周围少许小斑片实变影。双侧肺门不大，纵隔居中，其内未见肿大的淋巴结。心脏大小正常，胸壁软组织未见异常（图4-8-4）。

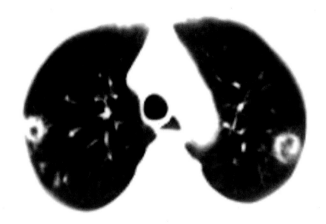

图 4-8-4 隐球菌病

【报告技巧与提示】

病原体在肺内能够存活较长时间而不致病，当机体抵抗力低下时引起感染。如发生于霍奇金病、淋巴瘤、白血病和用激素治疗的病人。

■■■ 第九节 肺血管疾病 ■■■

一、肺水肿

【临床线索】

肺水肿是指过多的液体从肺血管内向血管外转移而引起的肺间质和肺泡腔内的液体含量增多。间质性肺水肿主要症状为呼吸困难或夜间阵发性呼吸困难。肺泡性肺水肿表现为呼吸困难加重、端坐呼吸、严重咳嗽及咳大量粉红色泡沫痰。主要体征为强迫体位，呼吸深快。

【检查方法】

胸部CT平扫。

【CT征象】

① 间质性肺水肿可见小叶间隔增厚，边缘光滑，肺门及支气管血管束增粗、模糊。心源性肺水肿病变以中内肺野为重，上叶肺血管增粗比下叶明显。肾性肺水肿肺血管阴影普遍增粗。

② 肺泡性肺水肿有磨玻璃密度和肺实变影像。心源性肺水肿病变在中内带及背部多见，少数病例于外带有较多病变。肾性肺水肿可呈弥漫性分布。

【报告范例1】

报告书写：胸廓对称，双肺小叶间隔增厚，边缘光滑，肺门及支气管血管束增粗、模糊，纵隔居中，其内未见肿大的淋巴结。心脏大小正常，胸壁软组织未见异常（图 4-9-1）。

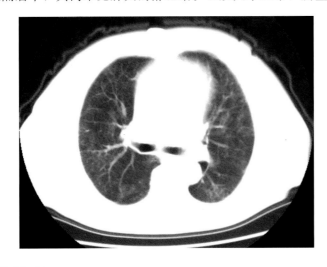

图 4-9-1　间质性肺水肿

【报告范例 2】

　　报告书写：胸廓对称，两肺下叶磨玻璃密度和肺实变影像，双侧对称，呈"蝶翼征"。双侧肺门不大，纵隔居中，其内未见肿大的淋巴结。心脏大小正常，胸壁软组织未见异常（图 4-9-2）。

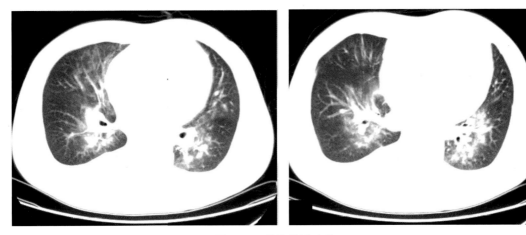

图 4-9-2　肺泡性肺水肿

【报告技巧与提示】

　　X 线检查是诊断肺水肿的重要方法，可用于肺水肿的早期诊断和了解病变的动态变化。CT 检查用于与其他疾病相鉴别。临床上较常见的肺水肿是心源性肺水肿和肾性肺水肿。

二、肺栓塞

【临床线索】

　　多数肺栓塞的病人无明显症状，或仅有轻微不适。部分病人可表现为突发呼吸困难和胸痛。肺动脉大分支或主干栓塞或广泛的肺动脉小分支栓塞可出现严重的呼吸困难、发绀、休克或死亡。较大栓子堵塞肺动脉大分支或主干可引起急性右心衰竭。

【检查方法】

　　胸部 CT 平扫、增强扫描。

【CT 征象】

　　① 急性肺栓塞的诊断需要增强扫描，肺栓塞的直接征象为血管腔内有充盈缺损及血管阻塞。

　　② 血栓未完全阻塞肺动脉分支时，可见血管内有被对比剂围绕的充盈缺损。血管内充盈缺损可分为位于管腔内的中心性充盈缺损和与管壁相连的附壁性充盈缺损。血管内充盈缺损引起管腔狭窄。

　　③ 急性肺栓塞间接征象的 CT 表现与 X 线片相似，有"威斯特马克"征、肺体积缩小、右心增大和心包积液等。

　　④ 多层螺旋 CT（MSCT）提供多种形式的图像重建：多平面重组（MPR）、最大密度投影（MIP）、表面遮盖显示（SSD）、容积再现（VR）等，对于轴位图像是重要的补充。

【报告范例】

　　报告书写：双侧肺动脉内可见充盈缺损，部分血管完全阻塞，血栓完全阻塞血管腔，阻塞端可呈杯口状。余肺段未见异常改变（图 4-9-3）。

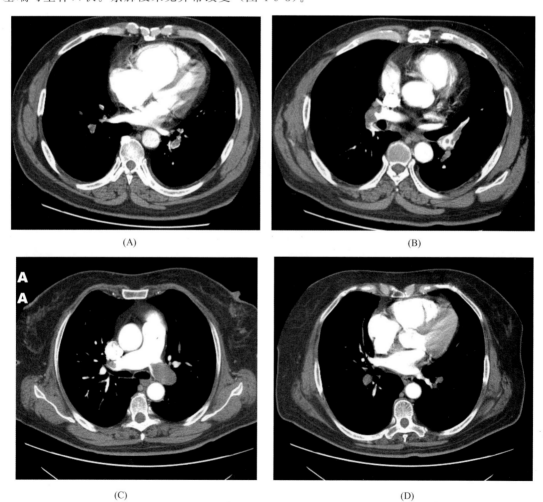

(A)

(B)

(C)

(D)

图 4-9-3　急性肺栓塞

【报告技巧与提示】

① 本病 CT 血管成像显示血管腔内有血栓即可诊断。

② CT 血管成像已成为肺栓塞的首选检查方法，可直接显示血栓，也可与其他疾病鉴别，如主动脉夹层、肺炎、肺癌、气胸。

③ 多层螺旋 CT 可以明显增加扫描速度，一次增强扫描可以显示肺动脉、冠状动脉和主动脉，对于急性胸痛的病人可将肺栓塞与夹层动脉瘤、冠状动脉栓塞进行鉴别诊断。

■■■ 第十节　原因不明的肺疾病 ■■■

一、特发性肺间质纤维化

【临床线索】

本病多见于中年，无性别差异。多数病人起病隐匿，初期在临床上无任何症状。主要症状为进行性呼吸困难和干咳，但进展速度因人而异。本病易合并肺部感染，此时有发热、咳嗽及咳痰。

【检查方法】

胸部 CT 平扫。

【CT 征象】

HRCT 是最有价值的检查方法，这主要因为 HRCT 在评价小叶内间质增厚、小叶间隔增厚、磨玻璃密度影等征象较常规 CT 更准确。

HRCT 表现包括小叶内间质增厚、小叶间隔增厚、磨玻璃密度影、胸膜下弧线影、支气管血管束增粗、蜂窝和牵拉性细支气管扩张。病变主要分布在胸膜下区，以肺下叶后基底段多见。小叶内间质增生表现为细线、细网状影和放射状线影伴小叶核增大。小叶间隔增厚常不规则或扭曲变形。

【报告范例 1】

报告书写：胸廓对称，双肺透过度减低，呈磨玻璃密度改变，右肺胸膜下可见细网格状影。双侧肺门不大，纵隔居中，其内未见肿大的淋巴结。心脏大小正常，胸壁软组织未见异常（图 4-10-1）。

【报告范例 2】

报告书写：胸廓对称，双肺透过度减低，呈磨玻璃密度改变，双下肺小叶间隔增厚，呈蜂窝状改变。双侧肺门不大，纵隔居中，其内未见肿大的淋巴结。心脏大小正常，胸壁软组织未见异常（图 4-10-2）。

【报告技巧与提示】

① 特发性肺纤维化的诊断主要依靠典型的临床表现、胸片和 HRCT 表现及肺功能检查，并要排除职业病史或有害药物服用史。

② 结缔组织病中的肺类风湿病、系统性红斑狼疮和系统性硬化症等的肺部表现皆为肺间质纤维化病变，与特发性肺纤维化不易区别。

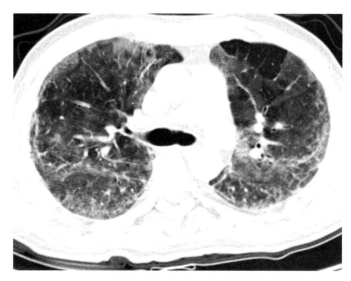

图 4-10-1　特发性肺间质纤维化（一）

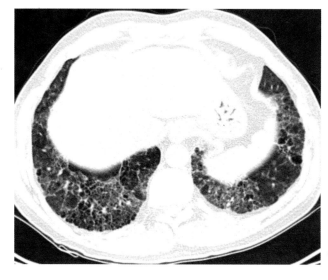

图 4-10-2　特发性肺间质纤维化（二）

二、结节病

【临床线索】

结节病可发生于任何年龄，但 20～40 岁多见，女性多。病程缓慢，轻者可无症状。临床症状与影像学表现常不相称，即肺部改变明显，而临床症状轻微。常见症状为咳嗽、咳少量黏痰、乏力、低热、盗汗、食欲不振及胸闷等。

【检查方法】

胸部 CT 平扫。

【CT 征象】

① 淋巴结增大：CT 对双侧肺门及气管旁淋巴结增大的显示与胸片相似，对主肺动脉窗、前纵隔及内乳链的增大淋巴结显示较好。尽管肺门、纵隔淋巴结较大，但肺不张极少发生。

② 肺内结节：多为融合的肉芽肿结节，绝大多数为直径 1～5mm 的微结节，少数为直径 5～10mm 的小结节。微结节边缘光滑，沿支气管血管束分布，表现为串珠状支气管血管

束增粗，以肺门区多见，这有助于与癌性淋巴管炎鉴别。小叶间隔串珠状增厚胸膜下结节，但没有癌性淋巴炎广泛。结节可在两肺弥漫分布，但有 50% 的患者为灶性分布，常位于肺上叶。

③ 斑片状影：病理上可能表示活动性肺泡炎向肉芽肿过渡，也可能为肉芽肿结节融合所致，为病变活动期表现。

【报告范例 1】

　　报告书写：胸廓对称，双侧肺门不大，扫面见主-肺动脉窗和上腔静脉后淋巴结肿大。心脏大小正常，胸壁软组织未见异常（图 4-10-3）。

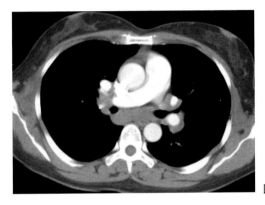

图 4-10-3　结节病（一）

【报告范例 2】

　　报告书写：胸廓对称，双肺透过度不均，双肺野内可见多发小结节，支气管血管束增粗，以肺门区为主，纵隔居中，其内未见肿大的淋巴结。心脏大小正常，胸壁软组织未见异常（图 4-10-4）。

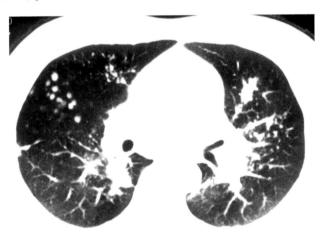

图 4-10-4　结节病（二）

【报告技巧与提示】

　　① 诊断结节病最可靠的征象是对称性肺门淋巴结增大伴肺内弥漫微结节。结节病的肺内典型表现为沿支气管血管束、小叶间隔、叶间裂和胸膜下区分布的多发微结节。发生纤维化时，主要累及肺门旁支气管血管周围肺组织。

　　② 结节病不典型表现，如单侧淋巴结增大，出现胸水，与肺癌转移鉴别困难；出现支气管血管束及小叶间隔结节状增粗，应与癌性淋巴管炎、矽肺、煤工尘肺鉴别。结节病未累

及肺时单纯表现为肺门、纵隔淋巴结增大应与淋巴结结核、淋巴瘤、转移癌等鉴别。

三、韦格肉芽肿

【临床线索】

男性多于女性，半数以上发病年龄为 30～50 岁。早期可表现为上呼吸道感染或头面部器官的急性炎症或溃疡，如副鼻窦炎、鼻溃疡、出血、声嘶及吞咽困难。全身症状有发热（体温 39～40℃）、贫血和体重减轻。

【检查方法】

胸部 CT 平扫。

【CT 征象】

① 韦格肉芽肿的典型表现为肺内单发或多发结节或肿块，边缘较清楚，直径数毫米至几厘米，常出现厚壁空洞，边缘不规则，与类风湿病变风湿结节相似，也容易误诊为肺转移瘤。

② 本病结节最大特点是有血管进入其内，形成滋养血管征。肺内实变影或磨玻璃影提示为肺出血，可有胸腔积液。

③ 出现胸膜增厚或积液占 20％～25％。还可发生气胸或支气管胸膜瘘。肺门纵隔淋巴结增大少见。

【报告范例】

报告书写：扫描显示胸廓对称，肺内多发结节影，形态不规则，部分结节内可见空洞形成。双侧肺门不大，纵隔居中，其内未见肿大的淋巴结。心脏大小正常，胸壁软组织未见异常（图 4-10-5）。

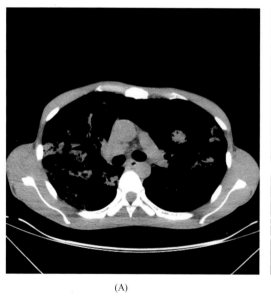
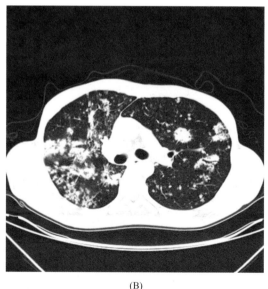

(A)　　　　　　　　　　　　　　　　(B)

图 4-10-5　韦格肉芽肿

【报告技巧与提示】

① 韦格肉芽肿是一种原因未明的血管炎性疾病，以进行性坏死性肉芽肿和广泛的小血管炎为基本特征，主要累及呼吸道、肾脏和皮肤等脏器。

② 当 CT 发现肺内病变表现为单发、多发结节和/或肿块，伴厚壁空洞和血管滋养征等要考虑韦格肉芽肿的诊断，确诊需肺活检。如果有鼻咽部症状并且已活检证实为韦格肉芽肿，肺内出现上述表现时也可确诊。

③ 本病应与细菌感染、肺梗死、真菌病、周围型肺癌、转移瘤等鉴别。

四、肺泡蛋白沉积症

【临床线索】

男性多于女性，任何年龄均可发病。临床表现差异较大，有的可无任何临床症状，仅在体检中发现。有的可以继发肺部感染为首发表现，有咳嗽、发热、胸部不适等；另有隐匿起病者，表现为咳嗽、呼吸困难、乏力，少数可有低热和咯血。重症者可出现发绀、杵状指和视网膜斑点状出血。

【检查方法】

胸部 CT 平扫。

【CT 征象】

① 两肺弥漫分布的磨玻璃密度或肺实变，病理改变为肺泡实变。病变范围为结节状改变至大范围肺实变。

② 磨玻璃密度及肺实变范围与周围正常肺组织分界清楚，称为地图样表现。病变的分布可为中心性或外围性。有的病变表现为两肺对称的大片状高密度影像，位于中内带，外带正常或基本正常。有的病变可在外带或下野分布。

③ HRCT 可清楚显示肺间质的改变。小叶间隔可增厚，病理上为小叶间隔水肿。磨玻璃密度影像中可见到小叶间隔增厚影像，形成铺路石征。

【报告范例】

报告书写：胸廓对称，双肺透过度减低，以右肺为著，呈磨玻璃样改变，并可见"铺路石征"。双侧肺门不大，纵隔居中，其内未见肿大的淋巴结。心脏大小正常，胸壁软组织未见异常（图 4-10-6）。

【报告技巧与提示】

① 肺泡蛋白沉积症是一种病因不明的少见病，其特征是肺泡腔内充满大量的 PAS 染色阳性的磷脂及其各种表面活性蛋白，而肺泡壁及其间质在病理上无异常改变，肺泡灌洗术有利于病人改善症状，也可确诊本病。

② 当 CT 表现为地图样分布的肺实变或磨玻璃密度影，或出现铺路石征，提示肺泡蛋白沉积症。确诊需肺泡灌洗术或肺活检，痰或糖原 PAS 染色阳性可明确诊断本病。

③ 需要鉴别的疾病有肺泡性肺水肿、含铁血黄素沉着症、肺转移瘤、肺泡癌和结缔组织病等。

五、肺泡微石症

【临床线索】

本病可起病于儿童期，于若干年后出现临床症状。在小儿时期多无明显症状，有时可见慢性咳嗽及活动后气短。病程缓慢，成年后出现心肺功能不全时才表现为呼吸困难、发绀及杵状指。

【检查方法】

胸部 CT 平扫。

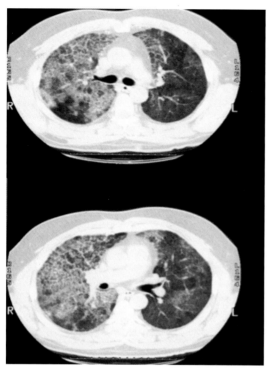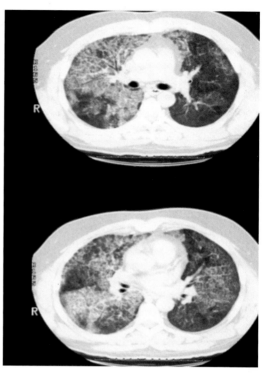

图 4-10-6　肺泡蛋白沉积症

【CT 征象】

① HRCT 可发现两肺有弥漫分布的粟粒状结节，其密度较高，边缘清晰锐利，结节大于 1mm，也可见 1mm 以下的结节。病变分布广泛，但以下肺野及后部肺脏的病变较多。

② 在纵隔附近，胸膜下区，包括叶间胸膜下方，粟粒结节融合，形成薄层致密带，CT 值可达 200Hu 以上，使肺脏具有高密度边缘。或表现为脏层胸膜广泛的细线状钙化，称为胸膜下钙化线。

③ 微石在小叶间隔表面及终末细支气管周围分布，使小叶间隔及小叶内结构密度增加。肺内还可见线形钙化，为结缔组织间隔的钙化。有些病例合并间隔旁肺气肿，在胸膜下及肺边缘处有 5～10mm 的薄层含气间隙，沿胸壁分布。

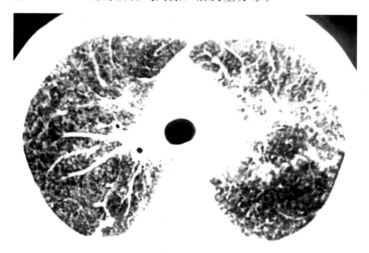

图 4-10-7　肺泡微石症

【报告范例】

报告书写：胸廓对称，双肺弥漫粟粒状结节、密度较高，部分有融合，小叶间隔增厚。双侧肺门不大，纵隔居中，其内未见肿大的淋巴结。心脏大小正常，胸壁软组织未见异常（图 4-10-7）。

【报告技巧与提示】

① 本病的特征为两肺有弥漫分布的均匀的微小结石于肺泡内。本病 CT 及 HRCT 检查有特征性的高密度结节，融合现象，胸膜下钙化线及肺气肿，一般易于诊断。

② 本病虽然具有典型的影像表现，但仍需与粟粒型肺结核、矽肺鉴别。

■■■ 第十一节 纵 隔 疾 病 ■■■

一、纵隔气肿

【临床线索】

发生纵隔气肿后病人可以突然感到胸骨后闷胀、疼痛且向颈部放射，严重时出现气急、发绀、上腔静脉淤积、烦躁不安、脉搏细数、血压下降、吞咽困难、声音嘶哑。颈部及锁骨上窝外形变平且饱满，触之有捻发音，此为并发的皮下气肿的特征性表现。

【检查方法】

胸部 CT 平扫。

【CT 征象】

① 纵隔两侧边缘线状阴影，与纵隔边缘平行，在线条阴影内侧有透亮的气体。

② CT 有助于发现普通 X 线检查阴性的少量纵隔气肿，尤其是发现肺内间质性肺气肿比普通 X 线检查更敏感，表现为血管支气管旁平行的透亮影。当可疑纵隔气肿而普通 X 线检查未发现时，CT 有助于明确诊断。

【报告范例】

报告书写：胸廓对称，双侧肺野透光度降低，双侧肺门不大，双侧皮下、纵隔内可见线状透亮的气体阴影，气管外壁清楚（图 4-11-1）。

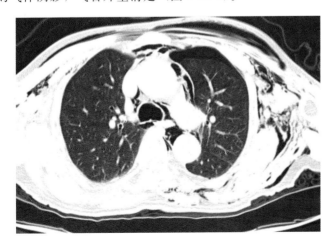

图 4-11-1　纵隔气肿

【报告技巧与提示】

① 自发性纵隔气肿最为常见，大多继发于间质性肺气肿。自发性纵隔气肿在新生儿比较多见，常继发于肺透明膜病和羊水吸入。

② 临床症状与进入纵隔内的气体量和有无继发感染有关。病人可感到突然胸骨后疼痛，放射到两肩和两臂。疼痛随呼吸和吞咽动作而加重。

二、纵隔肿块

（一）胸内甲状腺

【临床线索】

临床上可无症状，较大时可出现邻近结构的压迫症状。

【检查方法】

胸部 CT 平扫。

【CT 征象】

① 胸内甲状腺呈位于胸廓入口以下、胸内气管周围，为边缘清楚的圆形或分叶状肿块；在 CT 上分辨胸内甲状腺的一个有利征象是无论在平扫或增强扫描中，正常甲状腺都要比邻近的肌肉组织密度高，增强后 CT 值可达 100Hu 以上，而且强化时间长。

② 胸内甲状腺越大，钙化越常见。但钙化也可见于恶性甲状腺肿瘤中，通常恶性钙化呈成堆的细点状，主要见于乳头状癌和滤泡状癌中。但髓样癌中的钙化容易和良性钙化混淆，它们也呈十分致密、边缘清楚的钙化灶，甚至呈环状。

③ 在 CT 上区别胸内甲状腺的良恶性不容易，因为两者的边缘都可以清楚或模糊，肿块内可有钙化或出血，除非当肿块明显向外侵犯或有纵隔淋巴结肿大时，可考虑为恶性。

【报告范例】

报告书写：纵隔内气管旁可见软组织密度影，其内可见钙化。气管无明显受压。胸骨后未见异常（图 4-11-2）。

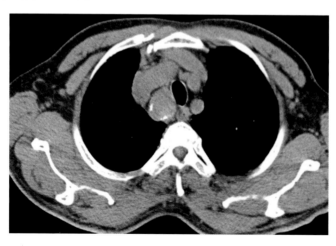

图 4-11-2　胸骨后甲状腺

【报告技巧与提示】

① 胸内甲状腺包括胸骨后甲状腺及先天性迷走甲状腺。先天性迷走甲状腺很少见，和颈部甲状腺没有联系，完全位于胸内且没有好发部位。胸骨后甲状腺较多见，为颈部甲状腺

增大并沿胸骨后延伸进入纵隔上部。

②　CT 和 MRI 检查对胸骨后甲状腺的诊断比较明确，跟其他上纵隔肿块一般容易鉴别。

③　核素成像在检出纵隔肿块中的胸内甲状腺上的敏感性和特异性都很高。

（二）胸腺瘤

【临床线索】

临床表现中除纵隔肿瘤的一般表现外，胸腺瘤还有其典型的临床表现，即其与重症肌无力有明显关系。

【检查方法】

胸部 CT 平扫、增强扫描。

【CT 征象】

①　胸腺脂肪瘤可形成较大的肿块，由于含有大量脂肪组织使其质地较软，肿块自前纵隔中部向下达纵隔下部并延伸及膈面。

②　胸腺瘤可发生在自颈部到横膈之间的任何部位，但大部分位于前上纵隔，位于升主动脉、右心室流出道和肺动脉上方的血管前间隙；典型者位于一叶内，向一侧突出，向两侧生长者较少。

③　非侵袭性胸腺瘤常表现为密度均匀的致密肿块影，呈圆形、卵圆形或分叶状，大多数呈不同程度向一侧突出；少部分病人可见局灶性钙化，多为致密的不规则的粗糙的钙化。有的肿瘤密度可不均匀，其中的低密度区代表出血、坏死或囊变。

【报告范例 1】

报告书写：增强扫描示升主动脉前方可见软组织肿块影，密度均匀，病灶与升主动脉分界清楚（图 4-11-3）。

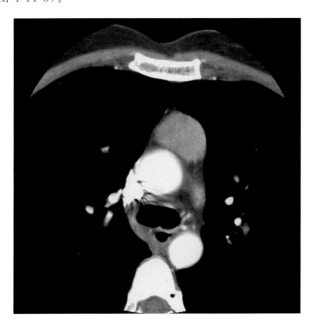

图 4-11-3　胸腺瘤

【报告范例 2】

报告书写：增强扫描示前纵隔巨大软组织肿块，部分进入中纵隔，包绕上腔静脉及升主动脉，边界不清，右侧胸腔内少量液性密度影（图 4-11-4）。

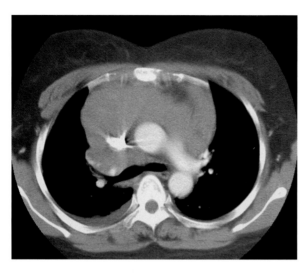

图 4-11-4　侵入性胸腺瘤

【报告技巧与提示】

① 胸腺瘤是前纵隔最常见的肿瘤，其发病率略高于畸胎类肿瘤。胸腺瘤可发生于任何年龄，但以中年人发病率最高，儿童及 20 岁以下者极为少见。

② 一般认为良性胸腺瘤有完整的包膜，恶性胸腺瘤包膜不完整，肿瘤组织突破包膜向邻近组织侵犯甚至转移。由于两者在显微镜下的表现是一样的，或仅有轻微或不典型的差别；因此在临床上根据胸腺瘤的生物学行为，通过有无包膜外的蔓延进行诊断，而不是依据病理诊断。

③ 临床上胸腺瘤与重症肌无力有明显关系，35%～40% 的胸腺瘤病人有重症肌无力，10%～15% 的重症肌无力病人有胸腺瘤。

④ 胸腺瘤要注意与胸腺增生鉴别，尤其是有重症肌无力的病人。两者的区别在于胸腺瘤表现为胸腺的局部增大，而胸腺增生则常呈整个胸腺的膨大。

（三）畸胎类肿瘤

【临床线索】

临床上若肿瘤较小可无任何症状，多在常规检查中发现，较大时可出现前述纵隔肿瘤的相应临床症状，发生支气管瘘时可出现咳嗽、咯血，典型者可咳出毛发、钙化物等。若在颈部等体表形成瘘管，可从瘘口溢出脂类物质及毛发。亦可出现胸腔积液、肺性骨关节病，恶性病例可发生转移。

【检查方法】

胸部 CT 平扫、增强扫描。

【CT 诊断】

① 畸胎类肿瘤的 CT 表现多种多样，最常见的为边缘清楚的多房囊性前纵隔肿块，呈薄的软组织囊壁，有时可呈厚壁，囊内可见分隔，囊壁明确，常有弧线状钙化。囊肿内成分呈水的密度，约 3/4 的病例可显示肿块内有脂肪密度，约 15% 的病例以脂肪为其主要成分。

② 当畸胎瘤有破裂时可见肿块内部成分更不均匀，邻近有肺实变、肺不张、胸水和心包积液，甚至在肺内可见到脂肪。

③ CT 显示多房薄壁或厚壁囊性占位性病灶，内混杂有低 CT 值的脂肪组织区、软组织影和高 CT 值的钙化、骨质和牙齿影，对畸胎类肿瘤的诊断和鉴别诊断有重要意义。

④ 肿瘤在短期内增大应疑有恶性变之可能，但肿瘤继发感染、囊肿内液体迅速增多或囊内出血，也可使肿瘤在短期内显著增大。囊肿继发感染破入胸腔可并发胸膜炎和胸腔积液。

【报告范例】

报告书写：增强扫描显示右前纵隔囊性肿块影，囊内可见分隔，囊壁明确，病灶左侧缘可见弧线状高密度钙化，肿块内可见较低密度脂肪影（图4-11-5）。

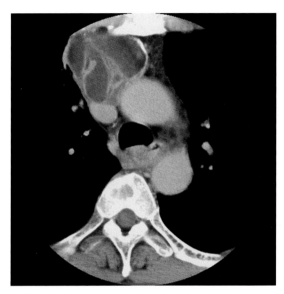

图 4-11-5 畸胎瘤

【报告技巧与提示】

① 畸胎类肿瘤为较常见的纵隔肿瘤，在原发性纵隔肿瘤中，其发病率仅次于神经源性肿瘤和胸腺瘤。

② 畸胎类肿瘤通常可分为两类，囊性畸胎瘤和实性畸胎瘤。实性畸胎瘤即通称为畸胎瘤，组织学上包括三个胚层的各种组织，表现最为复杂，人体内任何器官的组织都可出现。肿瘤内常有大小不等的囊性区域。

③ CT扫描对鉴别组织密度差别较常规X线敏感，尤其能直接显示脂肪密度组织。

（四）淋巴瘤

【临床线索】

临床上以霍奇金淋巴瘤多见，并以侵犯淋巴结为主，结外少见。常从颈部淋巴结开始，向邻近淋巴结扩散，多见于青年，其次为老年。早期常无症状，仅触及淋巴结增大。中晚期常出现发热、疲劳、消瘦等全身症状。气管、食管或上腔静脉受压则出现相应症状。

【检查方法】

胸部CT平扫、增强扫描。

【CT征象】

① 霍奇金淋巴瘤中，约85%的病人有胸部表现，其中99%有淋巴结肿大，最易累及血管前和气管旁淋巴结链，约98%的病人中，有多组淋巴结受累，如单组淋巴结受累时，最常见于血管前，增大的淋巴结可呈散在分布或融合成块，边缘清楚或模糊，较大的纵隔肿块常直接侵犯肺内或胸壁，发生于后纵隔较少见，占5%～12%。

② 增大的淋巴结大多数呈均匀软组织密度，增强后淋巴结内呈低密度或坏死并不少见，

10%～21%的增大淋巴结出现囊变或坏死。但是，增大淋巴结的囊变或坏死与分期，病变范围，细胞类型以及预后均无关。另外，治疗前淋巴结很少钙化。

③ 非霍奇金淋巴瘤纵隔淋巴结增大仍然是胸部最常见的异常表现，而且上纵隔淋巴结增大仍然最常见，但是结外受累比霍奇金淋巴瘤更常见。淋巴结增大以血管前和气管旁最常见，约占75%，约40%的病人仅累及单组淋巴结，当累及多组淋巴结时，增大的淋巴结可以不相邻，淋巴肿大多数呈均匀软组织密度，偶呈中心低密度或环状强化。

【报告范例】

报告书写：增强扫描显示前纵隔及中纵隔多组淋巴结增大，增大淋巴结内可见大小不等的囊变影（图4-11-6）。

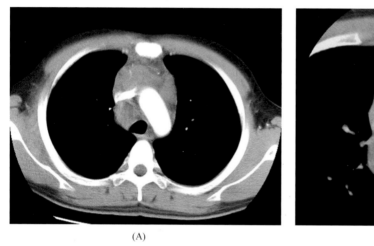
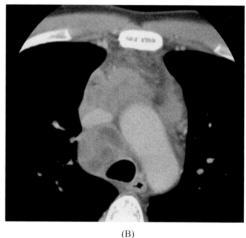

(A)　　　　　　　　　　　　　(B)

图4-11-6　霍奇金淋巴瘤

【报告技巧与提示】

① 霍奇金淋巴瘤和非霍奇金淋巴瘤在临床、影像表现、对治疗的反应以及预后上都有明显差异。

② 霍奇金淋巴瘤的特点是主要侵犯淋巴结，占90%，结外病变仅占10%。非霍奇金淋巴瘤的特点是约占成人全部恶性肿瘤中的3%，可发生在各年龄中，但平均发病年龄为55岁，相对于霍奇金淋巴瘤，非霍奇金淋巴瘤在儿童更常见，其临床表现和病理特征都较复杂，病变累及全身较为广泛。

③ 纵隔的淋巴瘤通常需要与结节病进行鉴别，结节病通常以双侧肺门淋巴结肿大为主，气管旁淋巴结不肿大或肿大不明显，而淋巴瘤的纵隔淋巴结增大常呈不对称性，并多以右侧气管旁淋巴结肿大较明显，前纵隔胸骨后淋巴结肿大较多见于淋巴瘤。

（五）淋巴管瘤

【临床线索】

本病一般为良性，恶性者极少。临床多无症状或仅有压迫症状。

【检查方法】

胸部CT平扫及增强扫描。

【CT征象】

① 大多数表现为偏一侧性囊性占位，少数为水和实质的混合物，边缘光滑或分叶，可包裹邻近纵隔结构，偶尔其边缘模糊。CT值呈水的密度，或呈稍高于水的密度但低于肌肉

密度，可能是其内含蛋白成分的缘故。

② 如有出血则密度更高。囊肿可呈单房或多房，后者囊内可见粗细不等的间隔，有时呈血管状，但不增强，而血管能强化。偶见钙化，则此时不易和畸胎瘤鉴别。

【报告范例】

　　报告书写：纵隔内偏左侧较大囊性肿块影，密度均匀，边缘光滑，邻近结构受压，左肺膨胀不良（图 4-11-7）。

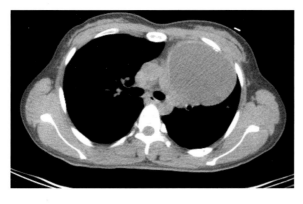

图 4-11-7　淋巴管瘤

【报告技巧与提示】

① 淋巴管瘤是一种少见的包括淋巴管或囊状淋巴间隙的淋巴系统肿瘤样先天畸形，占纵隔肿瘤的 $0.7\%\sim4.5\%$，大多数位于上纵隔或前纵隔。

② 前纵隔淋巴管瘤与颈部淋巴管瘤同时发生者较多见于儿童，称囊样水瘤。淋巴管瘤中可含部分血管成分。少数病例可并发乳糜胸。

（六）支气管囊肿

【临床线索】

　　临床上多无症状，常在体检时发现，如果与气道相通，常伴继发感染，可出现咳嗽、胸痛和咯血。囊肿较大可出现压迫症状，如气急、喘鸣，幼儿可以出现阻塞性肺气肿。

【检查方法】

　　胸部 CT 平扫、增强扫描。

【CT 征象】

① 支气管囊肿可发生于纵隔内任何位置，但最常见于气管旁和隆突下。CT 上呈典型的纵隔薄壁单房囊性占位，囊内如含有空气或气液平面时，可见壁很薄，仅几毫米，且内壁光滑，上述表现都可在 CT 上清楚地呈现。

② CT 能显示其薄壁的囊性肿物的可塑性，表现为周围组织、器官的挤压可使囊肿的一部分边缘呈尖角状。

③ 许多囊肿呈接近水的密度，CT 值在 $-10\sim+10\mathrm{Hu}$，某些囊肿的密度可以较高，相当于软组织密度，甚至有高达 120Hu 的报道，这可能反映了囊肿内的高蛋白成分，而后者可能和出血有关，也有少数支气管囊肿因与支气管相通而呈含气囊肿。

　　报告书写：纵隔内气管旁软组织肿块影，密度均匀，其内密度较高，肿块与气管关系密切，余未见异常改变（图 4-11-8）。

【报告技巧与提示】

① 支气管囊肿是胚胎时期支气管胚芽发育异常移位于纵隔的异常部位演变而成。病理

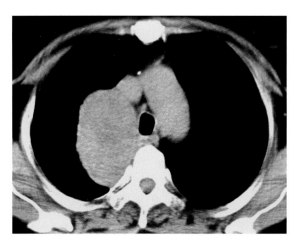

图 4-11-8　支气管囊肿

上支气管囊肿壁的结构与支气管壁的结构相同，内膜为支气管黏膜上皮，囊内为黏液样液体。

② 纵隔的支气管囊肿好发于气管、主支气管和肺门大支气管邻近，也可发生于纵隔的任何部位，偶尔可见自纵隔突入于叶间裂内。

（七）食管囊肿

【临床线索】

本病多见于小儿，由于囊肿具有腺体功能，故逐渐增大，较早出现邻近结构的压迫症状，可出现气急、发绀、吞咽困难等，亦可继发肺炎及胸膜炎。

【检查方法】

胸部 CT 平扫、增强扫描。

【CT 征象】

食管旁圆形、均匀水样密度影，也可表现为软组织密度肿块影，但造影增强后未见强化。

【报告范例】

报告书写：增强扫描示左房后方椭圆形水样密度影，食管受压左移，管腔变窄（图4-11-9）。

【报告技巧与提示】

① 食管囊肿也称肠源性囊肿。其起源与支气管囊肿较接近，均来源自胚胎期前肠，但其发病率远较支气管囊肿低。

② 食管囊肿通常位于食管旁，也可见于食管壁内。本病较多见于婴儿和儿童。

③ 尽管 CT 或 MRI 能清楚显示囊肿的位置和大小，但同普通 X 线检查一样，并不能与位于食管旁的支气管囊肿相鉴别。

（八）心包囊肿

【临床线索】

本病较少见，青壮年多见。多数无症状，偶然发现有症状者为心悸、气短、咳嗽及心前区不适，也有患者可查见心电图异常，可能与肿瘤压迫有关。还可出现一些压迫症状。

【检查方法】

胸部 CT 平扫、增强扫描。

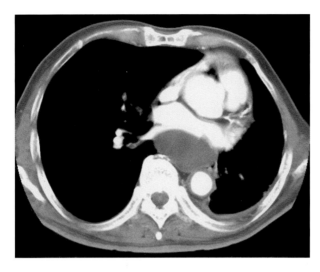

图 4-11-9 食管囊肿

【CT 征象】

含液的薄壁囊肿，边缘光滑，呈圆形和卵圆形，很少发生钙化，部分囊肿可进入叶间胸膜。如内缘紧贴心包缘时，则诊断更为明确。

【报告范例】

报告书写：右心缘旁椭圆形囊性肿块影，向肺野内突入，病灶边缘较清楚，与心包分界不清（图 4-11-10）。

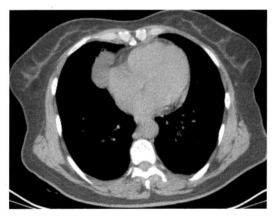

图 4-11-10 心包囊肿

【报告技巧与提示】

① 心包囊肿绝大多数为先天性，由于体腔发育过程中变异所形成，极少数可能是由于急性心包炎后经过若干年逐渐形成的。

② 囊肿通常为单房，体积大小可有很大差别，通常直径为 3～8cm。心包囊肿为较常见的间皮囊肿，通常位于心膈角区，右侧较左侧多见。

（九）神经源性肿瘤

【临床线索】

临床上多无明显症状及体征，常偶然发现，肿瘤较大时可出现压迫症状。此外，临床还可出现高血压及血压波动。

【检查方法】

胸部 CT 平扫、增强扫描。

【CT 征象】

① 后纵隔脊柱旁边缘清楚的圆形或卵圆形肿块。大多数肿块在平扫时呈略低于胸壁肌肉的密度，增强扫描时通常呈不均匀强化。增强扫描中的不均匀区是由于肿瘤内含高细胞区组织、低细胞区组织、脂质细胞、囊性退化和出血改变等分布不同而致。

② 纵隔内可见弥漫性周围性神经梭形肿大或沿周围神经途径发生多发性肿块，而呈不规则多分叶状表现时应考虑为神经纤维瘤病。

③ 神经源性肿瘤可引起相应的肋骨或椎体的压迫性变形和移位，与肿瘤直接接触的骨呈扇状，骨皮质常仍保留并常有增厚。肋骨可变薄，肋间隙增宽，椎间孔可变大。

④ 恶性神经源性肿瘤通常大于 5cm，边缘可以光滑清楚，但当其有胸壁或附近纵隔结构的侵犯时，肿块边缘可变模糊。

报告书写：右上纵隔脊柱旁可见一卵圆形肿块，边缘清楚，椎管内未见受累（图 4-11-11）。

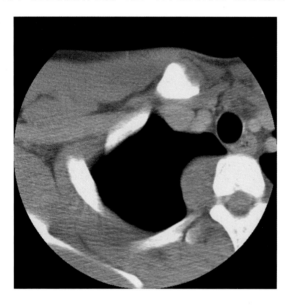

图 4-11-11　神经纤维瘤

【报告技巧与提示】

① 神经源性肿瘤在纵隔肿瘤中最为常见，约占成人原发纵隔肿瘤的 20%。

神经源性肿瘤可发生于任何年龄，以青年人发病率最高。在成年人中以神经鞘瘤和神经纤维瘤最多见，节细胞神经瘤和神经母细胞瘤多见于儿童。

② 绝大多数的神经源性肿瘤发生于后纵隔脊柱旁沟的神经组织。后纵隔肿瘤绝大多数为神经源性肿瘤。有些纵隔神经源性肿瘤生长呈哑铃状，一端在椎管内，另一端通过椎间孔位于脊柱旁。这类肿瘤可因压迫脊髓而引起神经功能障碍，压迫椎骨使椎间孔扩大。

第五章

循环系统疾病的
CT 诊断报告书写技巧

■■■ **第一节　循环系统读片基础** ■■■

一、影像、解剖基础

见图 5-1-1。

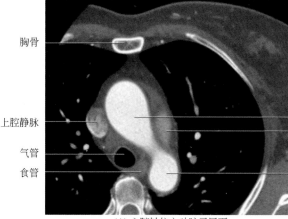

胸骨
上腔静脉
气管
食管

主动脉弓
主肺动脉
升主动脉

(A) 心脏轴位主动脉弓层面

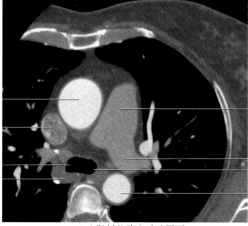

升主动脉
上腔静脉
右主支气管
奇静脉

主肺动脉
左肺动脉
左主支气管
降主动脉

(B) 心脏轴位降主动脉层面

图 5-1-1

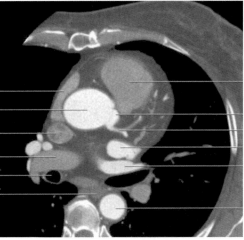

右心房
升主动脉
上腔静脉
右肺动脉
右主支气管
食管

右心室
左冠状窦
左冠状动脉
左心耳
左肺上静脉
降主动脉

(C) 心脏轴位左冠状动脉层面

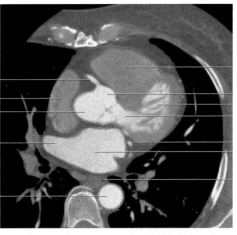

右冠状动脉
右心房
升主动脉
右肺上静脉
降主动脉

右心室
右冠状窦
左心室
左室流出道
左旋支
左心房
食管

(D) 心脏轴位右冠状动脉层面

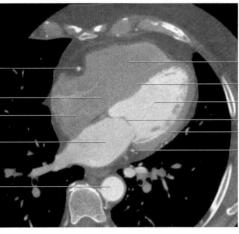

右冠状动脉
三尖瓣
右心房
左心房
降主动脉

右心室
室间隔
左心室
二尖瓣
左心室壁
左旋支

(E) 心脏轴位二尖瓣层面

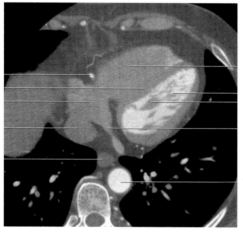

左冠状动脉
室间隔
右心房

下腔静脉

食管

右心室

左心室
乳头肌

冠状窦

降主动脉

(F) 心脏轴位下腔静脉层面

图 5-1-1　心脏 CT 影像解剖

二、正常报告书写要点及示范

（1）报告书写要点　注意左右冠状动脉开口位置是否异常。通过左室后支来判断左右冠状动脉优势。观察冠脉有无软硬斑块、相应管腔是否狭窄。主动脉走形、管径是否正常，有无异常狭窄及扩张。

（2）报告示范　右冠状动脉优势。左右冠状动脉开口正常、走形良好，各分支血管未见明显软硬斑块、未见确切狭窄及扩张改变。主动脉走形可，未见明显狭窄及扩张改变。

第二节　心脏疾病

一、冠状动脉硬化性心脏病

【临床线索】

冠状动脉硬化性心脏病是后天性心脏病最常见的类型，冠状动脉硬化主要侵犯主干及大分支，病变发生在冠状动脉的内膜，导致冠状动脉狭窄。病人临床表现为心绞痛、心律失常、心衰，甚至猝死。

【检查方法】

CTA。

【CT 征象】

冠状动脉主干及分支出现低密度斑块及钙化改变，相应血管变窄，局部出现狭窄后扩张改变。

【报告范例】

报告书写：右冠状动脉优势。左冠状动脉起自右冠状动脉近端，右冠状动脉管壁多发低密度斑块及钙化影，相应管腔变窄，较窄处超过 75%，余冠状动脉分支未见明显异常（图5-2-1）。

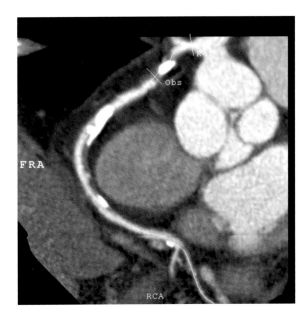

图 5-2-1　冠状动脉硬化性心脏病

【报告技巧与提示】

① 冠状动脉硬化性病诊断明确。

② 结合冠状动脉造影能确切诊断及治疗。

二、肺源性心脏病

【临床线索】

肺源性心脏病以慢性多见，原发病常为慢性支气管炎，引起肺循环阻力增加，导致肺动脉压增高，右房增大。病人多有慢性咳嗽、咳痰、气短、心悸等肺气肿及慢性支气管炎的体征。

【检查方法】

CTA。

【CT 征象】

① 急性肺源性心脏病较少见，CTA 仅能显示肺动脉的扩张、肺动脉主干及每级分支的充盈缺损。

② 慢性肺源性心脏病显示主肺动脉和左右肺动脉主干增粗、管腔扩张。

【报告范例】

报告书写：右侧肺动脉主干腔内可见充盈缺损低密度影，其远端分支动脉及左肺动脉未见确切异常。双侧肺野透过度减低，呈磨玻璃密度改变，双肺散在条索影。右心房及右心室增大，心包内可见积液征象（图 5-2-2）。

【报告技巧与提示】

① 慢性肺源性心脏病患者的年岁较大，有长期慢性支气管炎和肺气肿病史，可有反复右心衰的表现，诊断时结合病史，一般不难诊断。

② 超声可了解右心情况，对于急性肺源性心脏病，CT 与 MRI 对肺动脉栓塞的诊断有重要价值。

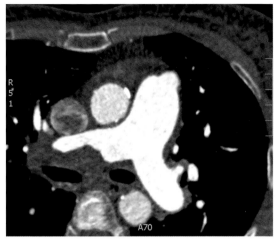

(A) 冠状动脉 CTA

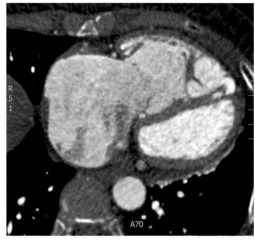

(B) 冠状动脉 CTA

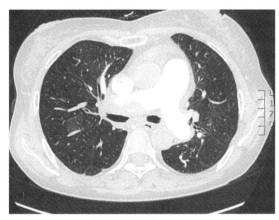

(C) 肺动脉 CTA

图 5-2-2 肺源性心脏病

三、心包疾病

【临床线索】

病人有发热、疲乏、心前区疼痛和心包填塞等症状。体征可有心界扩大、搏动减弱、心音遥远、心包摩擦音、脉压低、奇脉、肝大和腹水等。

【检查方法】

CT 平扫。

【CT 征象】

① 心包积液：心包腔内液性区，少量时多位于左室侧后壁及心房外侧，大量时环绕整个心脏。

② 缩窄性心包炎：心包不规则增厚、粘连，心包厚度大于 4mm，形态不规则；受累部位心室轮廓变形缩小，相对应心房扩张；腔静脉，奇静脉扩张和/或肺淤血、间质性肺水肿改变；部分病人可见心包条片样、斑片样钙化，多位于右室前缘，膈面和房室沟区；胸膜粘连。

③ 心包囊肿：心缘旁向外突出的边缘清晰的类圆形低密度影，右心膈角多见，单房，薄壁，内部密度均匀，多呈水样密度，增强扫描无强化。

【报告范例1】

报告书写：扫描显示胸廓对称，双肺正常，各级支气管通畅，无扩张及狭窄。双肺门不大，纵隔居中，其内未见肿大淋巴结。心脏大小正常，心包腔内见大量液性密度影、扫描范围内双侧胸腔内另见少许液性密度，胸壁软组织未见异常（图5-2-3）。

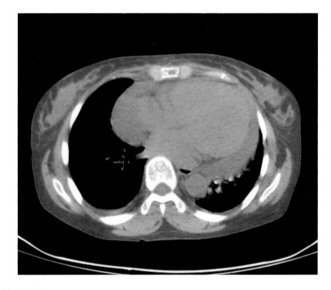

图 5-2-3　心包积液

【报告范例2】

报告书写：胸廓对称，双肺正常，各级支气管通畅，无扩张及狭窄。双肺门不大，纵隔居中，其内未见肿大淋巴结。心脏大小正常，心包增厚伴广泛弧线样钙化，心室腔受压变小，右房增大。双侧少量胸膜增厚。胸壁软组织未见异常（图5-2-4）。

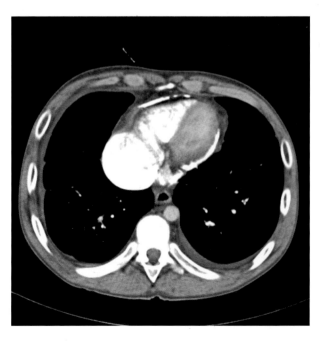

图 5-2-4　缩窄性心包炎

【报告范例3】

报告书写：胸廓对称，双肺正常，各级支气管通畅，无扩张及狭窄。双肺门不大，纵隔居中，其内未见肿大淋巴结。心脏大小正常，右心缘旁类圆形病灶，境界清晰，呈水样密度，较均匀，与右房关系密切。胸壁软组织未见异常（图 5-2-5）。

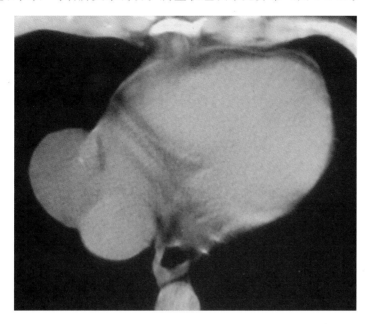

图 5-2-5　心包囊肿

【报告技巧与提示】

① CT 征象显著，诊断不难。

② 结合 MRI 可对积液性质进行观察，与限制型心肌病鉴别。

第三节　大动脉疾病

一、主动脉瘤

【临床线索】

患者可有胸痛、呼吸困难、气短、咳嗽等，甚至可有声音嘶哑，体表搏动性膨凸，听诊可有杂音与震颤。

【检查方法】

主动脉 CTA、增强扫描及三维重建。

【CT 征象】

① 主动脉管径增宽大于 4cm 或大于正常径线的 50%。

② 局部囊状、梭形或梭-囊状外凸影。

③ 管壁不规则增厚，可见钙化或附壁血栓。

④ CTA 或增强扫描可显示受累血管分支及周围器官受压情况。

⑤ 如动脉瘤破裂可看到胸腔积液，腹腔可看到腹水的存在。

【报告范例】

报告书写：增强扫描可见降主动脉明显增宽，局部呈囊状外凸影，侧壁可见新月形低密度充盈缺损。周围肺组织受压，呈条带状增强（图 5-3-1）。

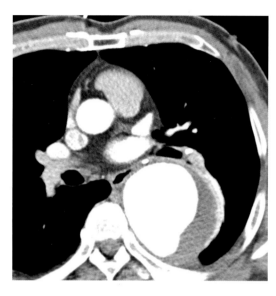

图 5-3-1　胸主动脉瘤伴附壁血栓形成

【**报告技巧与提示**】

① CT 征象显著，诊断不难。

② 结合 MRI 及三维成像有利于显示主动脉瘤的形态、大小、类型，病变的纵行范围、瘤壁、腹壁血栓及瘤体与主动脉分支的关系。

二、主动脉夹层

【**临床线索**】

患者突发剧烈胸痛（约占 90%），严重者可发生休克，夹层血肿累及或压迫主动脉主支时两侧肢体血压、脉搏不对称，如血肿外穿可有杂音或心包填塞征。慢性者可无临床表现，若不及时治疗，80% 于发病后 6 周内死亡。

【**检查方法**】

主动脉 CTA、增强扫描及三维重建。

【**CT 征象**】

① 受累段管腔扩张，呈双腔主动脉。

② 可见撕裂的内膜片呈条片状充盈缺损，部分患者内膜片钙化。

③ 主动脉壁可见两个或多个破口，一般一个为入口，一个或多个为出口。

④ 向下延续、密度较高者为真腔，密度稍低的为假腔，夹层范围较大时，内膜片呈螺旋状漂浮于真假腔之间。

⑤ 分支血管受累。

⑥ 慢性者，假腔内可有附壁血栓形成。

⑦ 有些病例可见假腔内血栓、纵隔血肿、心包积液和胸腔积液等征象。

【**报告范例**】

报告书写：主动脉弓部可见内膜破口，向上撕裂累及头壁血管，向下至髂动脉。呈现双腔主动脉，真腔位于前内，较窄。双腔强化程度基本一致（图 5-3-2）。

【**报告技巧与提示**】

① CT 征象显著，诊断不难。

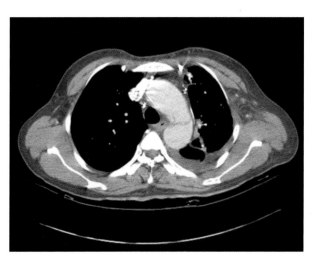

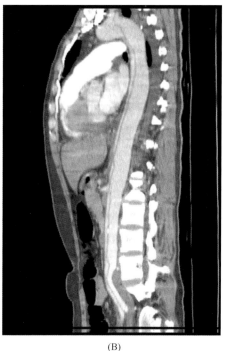

(A)　　　　　　　　　　　　　　　　　　(B)

图 5-3-2　主动脉夹层

② 结合 MRI 及三维成像有利于观察夹层的解剖变化和血流状态，显示真假腔血栓及分支受累改变。

三、大动脉炎

【临床线索】

好发于年轻女性，多因胸痛、休克而就诊。

【检查方法】

主动脉 CTA 及三维重建。

【CT 征象】

① 早期或活动期，受累段动脉壁增厚，呈双环征，即主动脉内膜面因黏液样水肿或凝胶状水肿而呈现为低密度，为内环；外环指主动脉中膜和外膜因血管增生等炎性改变而增强扫描呈现高密度。

② 不同阶段可发生主动脉及其分支管腔不同程度的狭窄，显示为枯枝状，串珠状，严重者可完全闭塞。

③ 管壁可有钙化，全层钙化提示大动脉炎累及动脉全层，对病因诊断有一定价值。

④ 累及主动脉瓣，可见升主动脉及冠状窦管壁不规则增厚及左心室增大。

【报告范例】

　　报告书写：腹主动脉管壁明显增厚，降主动脉明显粗细不均匀，腹腔干发出后腹主动脉及双侧肾动脉管腔明显狭窄，远端见长段闭塞。周围大量迂曲血管网，为侧支循环形成（图 5-3-3）。

【报告技巧与提示】

① CT 征象显著，诊断不难。

② 结合 MRI 及三维成像进一步明确诊断分型。

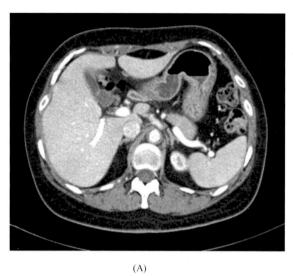

(A)

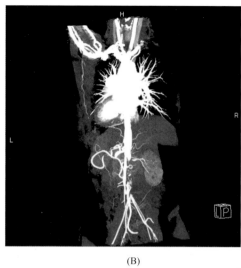

(B)

图 5-3-3 大动脉炎

第六章

消化系统 CT 诊断报告书写技巧

■■■ 第一节　消化系统读片基础 ■■■

一、影像解剖基础

见图 6-1-1。

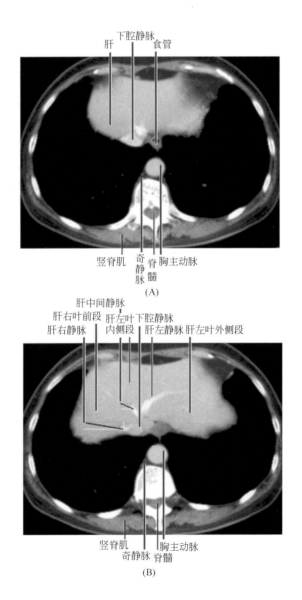

(A)

(B)

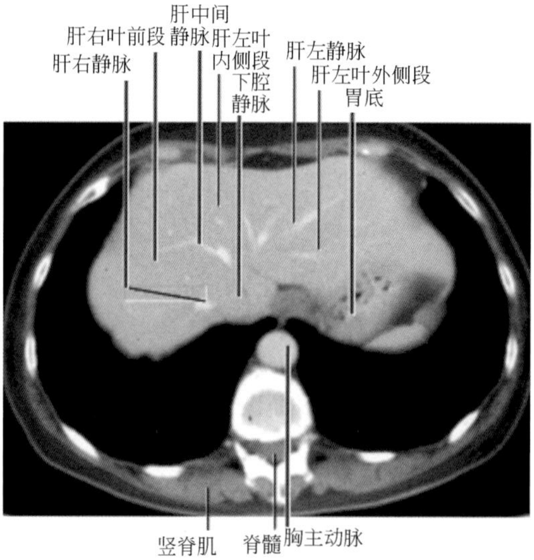

肝右静脉　肝右叶前段　肝中间静脉肝左叶内侧段　下腔静脉　肝左静脉　肝左叶外侧段　胃底

竖脊肌　脊髓　胸主动脉

(C)

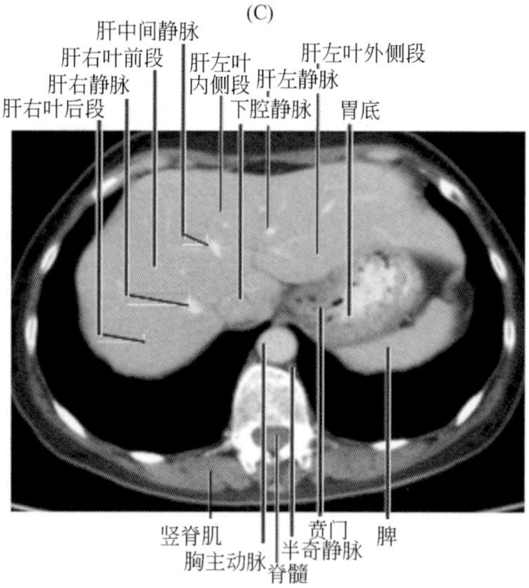

肝右叶后段　肝右静脉　肝右叶前段　肝中间静脉　肝左叶内侧段　下腔静脉　肝左静脉　肝左叶外侧段　胃底

竖脊肌　胸主动脉　脊髓　贲门　半奇静脉　脾

(D)

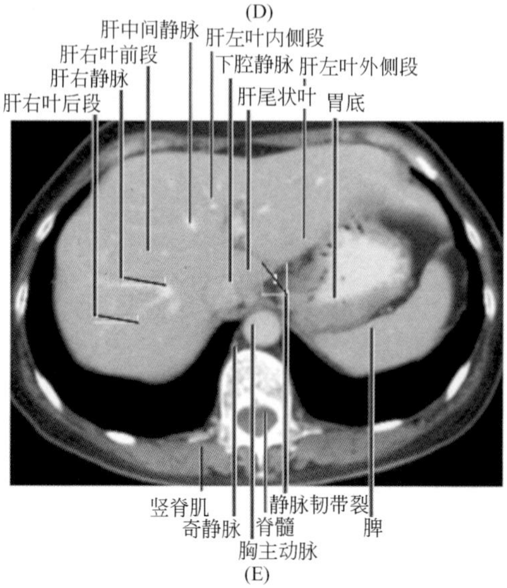

肝右叶后段　肝右静脉　肝右叶前段　肝中间静脉　肝左叶内侧段　下腔静脉　肝尾状叶　肝左叶外侧段　胃底

竖脊肌　奇静脉　脊髓　胸主动脉　静脉韧带裂　脾

(E)

图 6-1-1

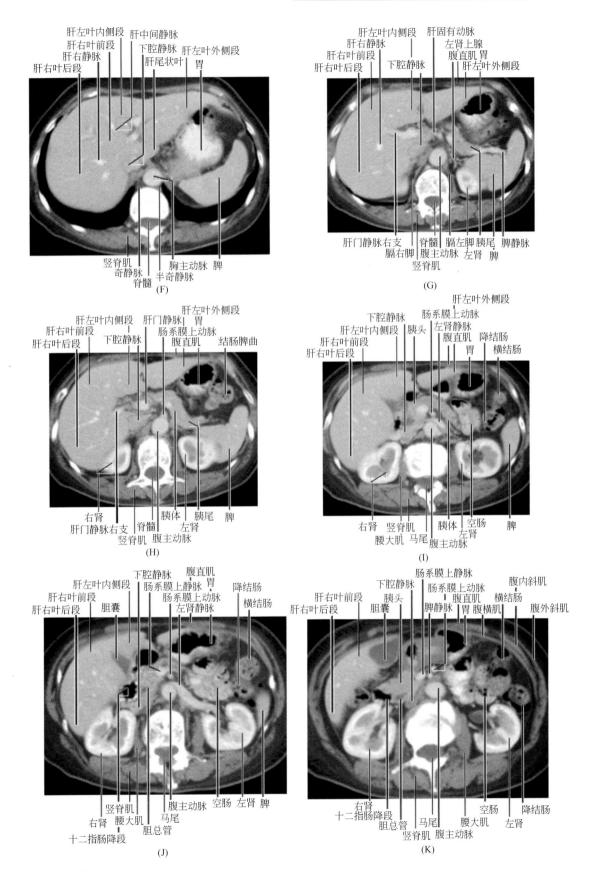

(F)

(G)

(H)

(I)

(J)

(K)

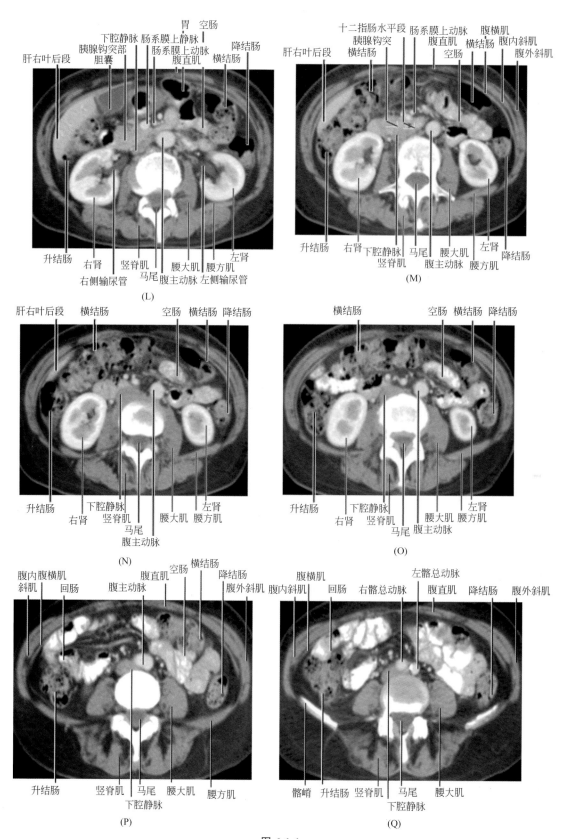

图 6-1-1

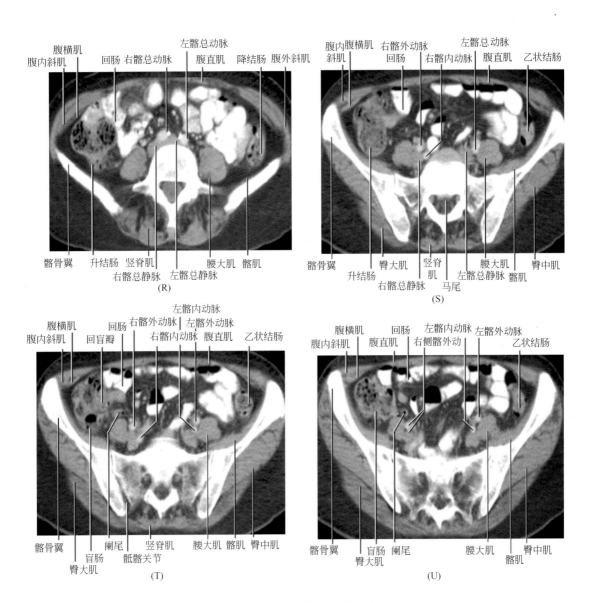

图 6-1-1 消化系统 CT 影像解剖

二、正常报告书写要点及示范

报告书写要点 注意肝脏、肾脏、脾脏、胆囊的形态、大小是否异常；前列腺（子宫及附件）、胰腺的形态、大小及密度是否异常；胃肠道及肠系膜是否异常；还要注意腹膜后淋巴结情况。

报告示范：肝脏形态大小正常，表面光滑，各叶比例正常，密度均匀，未见异常密度影。肝内外胆管未见明显扩张，胆囊不大，胆囊壁不厚。胰腺形态密度未见异常，脾不大，密度均匀。胃肠道管壁未见异常增厚，管腔无狭窄及扩张。肠系膜密度均匀。双肾及肾上腺未见异常，膀胱充盈尚可，壁不厚。前列腺大小正常，腹膜后未见确切肿大淋巴结影。

第二节　食管疾病

一、食管胃底静脉曲张

【临床线索】

　　食管胃底静脉曲张按其发生的方向分为上行性和下行性两类。后者多因甲状腺癌等病变引起，较为少见；前者由腹部疾病造成，最常见原因为肝硬化导致的门静脉高压。

【检查方法】

　　CT 平扫、增强扫描。

【CT 征象】

　　平扫可见食管及胃贲门部周围脂肪间隙内迂曲条状及团状软组织密度影，增强扫描静脉期可见强化，提示其为静脉血管。

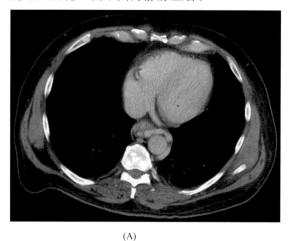

(A)

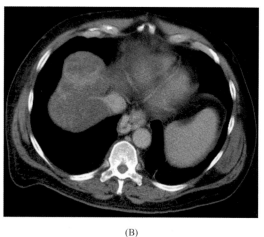

(B)

(C)

图 6-2-1　食管胃底静脉曲张

【报告范例】

报告书写：增强扫描肝脏体积增大，表面不光滑可见小结节样突起，呈不均匀强化。肝内外胆管未见明显扩张，胆囊不大。胰腺形态未见异常，脾不大，密度均匀。食管下段与胃底静脉增粗，迂曲。腹膜后未见确切肿大淋巴结（图 6-2-1）。

【报告技巧与提示】

本病具有典型的影像学表现，特别是增强扫描可在静脉期或延迟期见到食管与胃底部强化的迂曲血管团，再结合患者相关病史，可明确诊断。

二、食管平滑肌瘤

【临床线索】

食管平滑肌瘤是起源于管壁肌层的肿瘤，肿瘤呈膨胀性生长。肿瘤大小及形状不一。临床症状与瘤体大小有关，症状主要以吞咽困难为主。

【检查方法】

CT 平扫、增强、扫描三维重建。

【CT 征象】

① 食管壁限局性增厚，一般为食管壁偏侧性肿块，肿块一般为较均匀软组织密度，边缘光滑，邻近食管壁正常，与周围心包和大血管界线清楚。

② 同时向腔内外生长的呈哑铃型肿块影，肿瘤环绕食管壁生长者，表现为食管壁断面

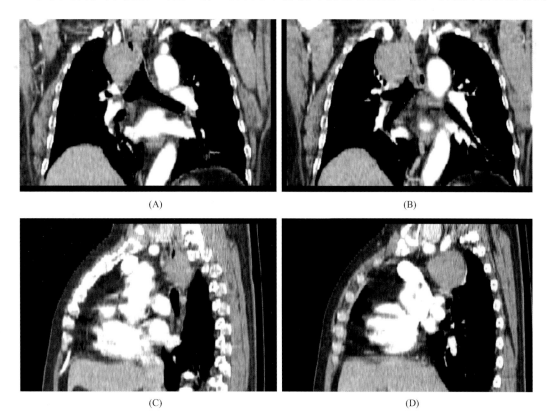

(A)

(B)

(C)

(D)

图 6-2-2 食管平滑肌瘤

呈马蹄形软组织肿块，正常部分食管壁不增厚。

③ 增强后肿块均匀强化。如果肿块形态不光滑、密度不均，中心出现坏死，有较深的溃疡（在口服高密度造影剂后，比如钡餐造影检查后可显示深入到肿块内的高密度影，代表深溃疡）则应考虑平滑肌肉瘤可能性大。

【报告范例】

报告书写：肺动脉均匀强化，肺动脉主干、左右肺动脉管腔大小及走行正常，各叶肺动脉及其分支未见充盈缺损。心脏不大，双肺门大小正常，纵隔内未见确切肿大淋巴结。食管上段右侧腔外生长为主均质肿块，边缘光滑，均匀中等度强化（图6-2-2）。

【报告技巧与提示】

食管平滑肌瘤主要与纵隔肿瘤鉴别，在CT图像上显示纵隔肿瘤与食管间脂肪间隔存在，而食管平滑肌瘤包绕在食管内。该病还需要与覃伞型食管癌鉴别，覃伞型食管癌呈圆形或卵圆形生长，自黏膜面突入管腔内，边缘较为整齐，与周围黏膜界限清楚，肿瘤表面多有溃疡或表浅的糜烂，在钡餐造影时显示出黏膜中断，CT图像示食管癌的肿块边缘不规则，较大肿瘤中心多有坏死。

■■■ 第三节　胃　疾　病 ■■■

一、胃癌

【临床线索】

胃癌是最为常见的恶性肿瘤之一，其好发年龄为40～60岁，病程多发展缓慢，早期症状较隐匿。胃癌可发生于胃的任何部位，好发部位依次为胃窦部、胃小弯及贲门部。

【检查方法】

平扫、增强扫描。

【CT征象】

（1）早期胃癌　胃壁多层结构破坏；胃壁增厚，一般超过1cm；等于或大于周围正常黏膜的明显强化。增强扫描早期明显强化的病变基底部有一完整的低密度带，对应于黏膜下层。

（2）进展期胃癌　仍可见胃壁增厚、正常多层结构破坏、病变部位明显强化。病变区胃壁增厚多不规则，可见溃疡的凹陷，双期动态增强扫描，早期肿瘤呈中度或明显的不均一强化，平衡期整个病变均一强化。肿瘤沿胃壁扩展范围容易显示。

【报告范例】

报告书写：平扫示胃体部小弯侧可见局部胃壁稍厚，层次模糊，表面略凹陷；增强扫描示胃体部小弯侧局部胃壁动脉期明显强化，内表面黏膜线不连续，其余各层延迟强化，考虑早期胃癌可能（图6-3-1）。

【报告技巧与提示】

临床中应用CT检查胃癌多是在内镜取组织活检证实后进行，特别是对于进展期胃癌，

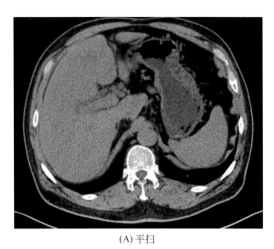
(A) 平扫

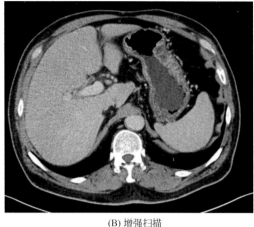
(B) 增强扫描

图 6-3-1　早期胃癌

主要目的是进行肿瘤的分期及全面的术前评估。因此在病变描述中要严格按照 TMN 分期的项目进行观察及书写，并可必要时在结论中给出供参考的肿瘤分期。

　　早期胃癌的多依赖胃镜诊断，CT 常无法明确诊断。

二、胃良性肿瘤

【临床线索】

　　胃良性肿瘤依起源分为上皮性与非上皮性两类。上皮性肿瘤主要是胃息肉，体积较小，直径多在 1cm 左右，诊断多依靠胃镜与钡餐造影。非上皮性肿瘤为起源于胃黏膜以外组织的良性肿瘤，以平滑肌瘤最为多见，其余有纤维瘤、神经性肿瘤和脂肪瘤，血管性肿瘤和淋巴管瘤极少见。

【检查方法】

　　平扫、增强扫描。

【CT 征象】

　　① 平扫：胃腔内、肌壁间或向胃腔外生长的类圆形软组织密度肿块，边缘光整，直径常小于 5.0cm，密度均匀，肿块与胃壁相连。

　　② 增强扫描：病灶明显强化，瘤内也可出现钙化。如有溃疡形成，胃腔内的平滑肌瘤表面不规则，可见凹陷。

　　③ 当合并出血、坏死时，肿块内部密度不均匀，此时不易与平滑肌肉瘤鉴别。

【报告范例】

　　报告书写：平扫肝脏大小正常，表面光滑，各叶比例正常，密度均匀，未见异常信号影。肝内胆管未见明显扩张，胆囊形态大小正常，脾大小正常，密度均匀。胃窦部胃壁可见类圆形结节影向胃腔内突入，边缘清楚，增强扫描均匀强化（图 6-3-2）。

【报告技巧与提示】

　　胃平滑肌肉瘤的 CT 表现及好发部位与平滑肌瘤相似，有以下鉴别点。

　　① 平滑肌肉瘤一般较大，大于 5.0cm，呈结节状或分叶状。

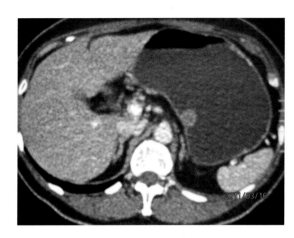

图 6-3-2　胃平滑肌瘤

② 瘤体内常见变性、坏死、出血、囊变区。

③ 病灶边缘不规整，多侵犯周围组织，并易血行转移（如肝、肺），淋巴转移不常见。尽管如此，平滑肌肉瘤与平滑肌瘤在 CT 上常难以明确鉴别，需在诊断结论中建议结合胃镜检查。

三、胃淋巴瘤

【临床线索】

胃淋巴瘤占胃恶性肿瘤的 $1\%\sim5\%$，可以原发于胃，也可以是全身淋巴瘤的一部分。本病早期症状多不明显，晚期患者可出现上腹部饱胀不适、疼痛及上腹部肿块，有的患者出现呕血、便血等症状。

【检查方法】

平扫、增强扫描。

【CT 征象】

① 弥漫浸润型：胃壁呈不规则增厚，厚薄不均，最厚可达 8.0cm；胃壁较柔软，胃壁外轮廓大部分光整，可有分叶及波浪状改变，胃周脂肪间隙多清楚，胃内壁极不规则，可见多个结节状软组织影突入腔内；病灶密度可均匀，也可在增厚的胃壁内出现不规则低密度区；胃腔多呈不规则向心性狭窄。

② 溃疡型：多见于胃窦部，在增厚的胃壁内可见单个不规则造影剂充盈区，边界不清。

③ 巨块型：少见，多发生于胃窦部，呈不规则突入胃腔内的软组织肿块，以广基底与胃壁相连，体积较大者密度多不均匀，直径多在 5.0cm 以上。

【报告范例】

报告书写：平扫肝脏大小正常，表面光滑，各叶比例正常，密度均匀，未见异常信号影。肝内胆管未见明显扩张，胆囊形态大小正常，脾大小正常，密度均匀。胃体及胃窦部胃壁弥漫性增厚，向腔内突出，表面凹凸不平，黏膜下层密度较低。双肾及肾上腺未见异常，膀胱大小形态正常。腹膜后未见确切肿大淋巴结影（图 6-3-3）。

【报告技巧与提示】

CT 检查并非诊断胃淋巴瘤的主要手段。CT 检查的主要目的为：了解病变的范围、胃腔外情况及邻近脏器和淋巴结是否有转移。CT 检查应包括全腹及盆腔，以利判断胃淋巴瘤在腹内转移与浸润情况，对其进行准确的分期。因此，在诊断报告中，要对上述相关情况做

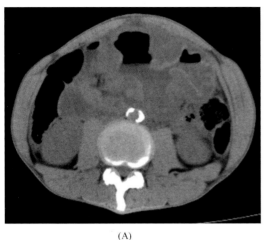
(A)

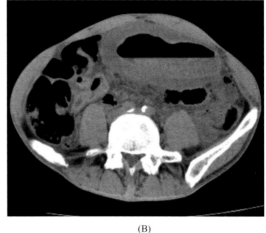
(B)

图 6-3-3　霍奇金病

出准确、详细的描述。另外，CT 还可以评价疗效和发现肿瘤复发，需结合之前的影像资料进行对比观察。

■■■ 第四节　小　　肠 ■■■

一、小肠腺癌

【临床线索】

　　小肠腺癌起源于肠黏膜上皮细胞，好发于十二指肠及空肠近段，其次为回肠远段。小肠腺癌多见于 40 岁以上患者，常见症状为腹痛、出血、梗阻和腹部肿块。

【检查方法】

　　平扫、增强扫描。

【CT 征象】

　　① 单发肿块；局部肠壁不规则增厚且密度不均匀减低；肠壁增厚，肠腔向心性狭窄或不规则狭窄；癌肿浸润性生长，肠管浆膜面模糊和周围脂肪层消失。

　　② 小肠不全梗阻或完全梗阻，梗阻近段肠管扩张和肠腔内积液；局部淋巴结转移，常出现在肠系膜根部。

　　③ 增强扫描早期即可强化，肿块及不规则增厚肠壁轻度不均匀强化。

【报告范例】

　　报告书写：肝脏增大，见多个大小不等类圆形低密度区，空肠局部肠壁不规则增厚，肠腔不规则狭窄，胰腺大小形态未见异常，双肾未见异常，脾不大，腹膜后未见确切肿大淋巴结影。增强后增厚肠壁见强化，肝脏病灶呈环状强化（图 6-4-1）。

【报告技巧与提示】

　　小肠占位性病变根据 CT 表现并不难以发现，但要诊断小肠腺癌需结合临床表现，并与

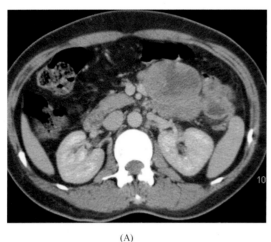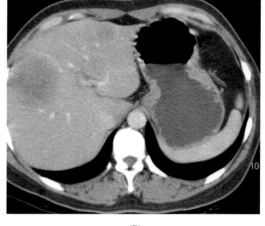

(A)   (B)

图 6-4-1　空肠腺瘤肝转移

其他恶性占位以及小肠克罗恩病相鉴别。

二、小肠淋巴瘤

【临床线索】

　　小肠淋巴瘤主要来源于黏膜下淋巴组织，以非霍奇金淋巴瘤最常见。发病部位以回肠末端最多，其次为空肠，十二指肠最少，发病年龄较轻，以青壮年最多，男性多于女性。主要症状为腹痛。

【检查方法】

　　平扫、增强扫描。

【CT征象】

　　① 小肠肠壁增厚或肠腔内肿块呈软组织密度影，轮廓光整，分界清，肿块较大时，可推移周围肠管；肠管扩张，肿瘤浸润破坏肠壁内神经丛可致肠腔增宽，直径大于4.0cm。

　　② 肿瘤在肠壁的浸润可造成肠管蠕动失常，引起肠套叠。早期为系膜环绕的靶块，病变进展后可出现特征性的分层状、环状包块，套入部除了肠管之外，还可见含有脂肪成分的肠系膜和其内的血管。

【报告范例】

　　报告书写：平扫肝脏形态大小正常，表面光滑，各叶比例正常，密度均匀，未见异常密度影。肝内外胆管未见明显扩张，胆囊不大，胆囊壁不厚。胰腺形态密度未见异常，脾不大，密度均匀。右下腹部小肠肠管弥漫性增厚及软组织肿块影，边界不清，管腔狭窄与扩张相间。双肾及肾上腺未见异常，膀胱充盈尚可，壁不厚。腹膜后未见确切肿大淋巴结影。增强扫描小肠管软组织肿块轻微强化（图6-4-2）。

【报告技巧与提示】

　　做诊断结论时要注意鉴别诊断。

　　对于难以明确诊断的病例，做出可能性诊断即可，但在报告检查所见中务求将病变及周围组织情况描述详尽。

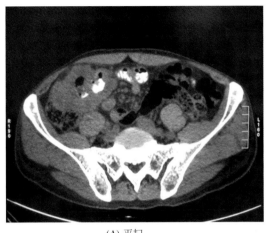
(A) 平扫

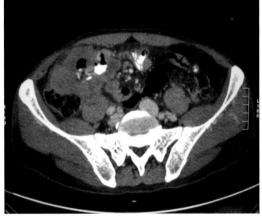
(B) 增强扫描

图 6-4-2 小肠淋巴瘤

三、小肠间质瘤

【临床线索】

小肠间质瘤属于胃肠道间质瘤（GIST）。胃肠道间质瘤最好发的部位是胃，在小肠好发部位依次为空肠、回肠、十二指肠、盲肠和结肠。发生于小肠的间质瘤有恶性倾向。小肠间质瘤好发于老年人，临床表现主要与瘤体大小和部位有关，常见腹痛、腹胀、呕血、黑便及梗阻等症状和体征。

【检查方法】

平扫、增强扫描。

【CT 征象】

（1）良性间质瘤

① 平扫：可见向肠腔内或腔外突出的圆形、椭圆形或分叶状软组织密度肿块，直径多小于 4cm，边缘光滑，密度多均匀，较少见到囊变及坏死，钙化偶见。

② 增强扫描：小肠间质瘤为富血供肿瘤，因此增强后呈明显强化；强化较均匀，若存在囊变及坏死可出现无强化区。

（2）恶性间质瘤　下列表现多提示小肠间质瘤为恶性。

① 肿瘤直径大于 4cm。

② 肿瘤轮廓不规则，呈多发和/或较大分叶，邻近肠壁黏膜破坏。

③ 肿瘤表面毛糙，提示出现糜烂、溃疡；或可见肿瘤与肠管见形成瘘管。

④ 肿瘤内出现较大片坏死，实性部分呈明显不均匀强化。

⑤ 肿瘤边界不清，周围脂肪境界模糊，可见与邻近肠管粘连或直接侵犯邻近结构。

⑥ 复查时对比之前影像见肿瘤快速增长。

【报告范例】

报告书写：平扫肝内多发稍低密度结节，边缘呈稍高密度，肝脏形态大小正常，各叶比例正常，密度均匀。肝内外胆管未见明显扩张，胆囊不大，胆囊壁不厚。胰腺形态密度未见异常，脾不大，密度均匀。上段空肠腔内肿块，双肾及肾上腺未见异常，膀胱充盈尚可，壁不厚。腹膜后未见确切肿大淋巴结影。增强后空肠上段肿块均匀强化，肝脏呈环形强化（图6-4-3）。

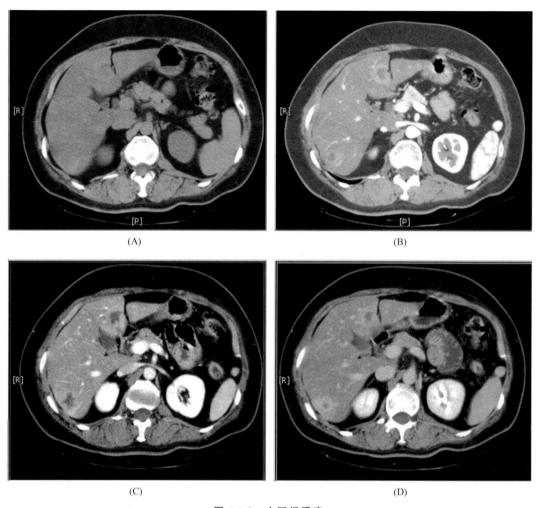

(A)

(B)

(C)

(D)

图 6-4-3　小肠间质瘤

【报告技巧与提示】

CT 能比较好地显示小肠间质瘤的大体形态特征，特别是对于腔外型小肠间质瘤，CT 为首选检查手段。因小肠间质瘤存在恶性倾向，对于考虑良性间质瘤的病例，必须在诊断结论中建议定期复查。

四、克罗恩病

【临床线索】

克罗恩病是原因不明的慢性胃肠道炎性肉芽肿性疾病，目前多认为与自身免疫、细胞免疫缺陷、传染性感染和遗传有关，或为多源性综合性疾病，病变呈节段性。现有认为是一全身系统性疾病，除胃肠道外还可累及关节、眼、肝、肾及皮肤黏膜等。克罗恩病好发于青壮年，无明显性别差异。

【检查方法】

平扫。

【CT 征象】

① 结肠多节段病变，肠壁增厚，厚度超过 3mm 为异常。增强扫描明显并呈分层现象。肠管周围肠系膜浑浊、可见软组织密度的条索状影。进入肠壁的直小血管明显增加，即所谓梳子征。这些征象都反映了病变处于活动期。克罗恩病受侵肠壁明显不对称，系膜缘肠壁受累明显。炎症沿系膜缘发展常造成假囊袋表现或系膜对侧缘过长。纤维脂肪增生能沿病变肠段系膜缘发生，是该病的特殊表现，是克罗恩病进入临床稳定期的征象。

② 克罗恩病的肠外并发症：瘘管表现为明显强化的通道，发生的肠段一般都处于病变活动期。脓肿通常发生于肠系膜或后腹膜，常常由窦道与病变肠管相连。

【报告范例】

报告书写：平扫肝脏形态大小正常，表面光滑，各叶比例正常，密度均匀，未见异常密度影。肝内外胆管未见明显扩张，胆囊不大，胆囊壁不厚。胰腺形态密度未见异常，脾不大，密度均匀。回肠末段见两处肠壁增厚改变，肠间隙模糊，密度增高，盆壁可见多发结节影。双肾及肾上腺未见异常，膀胱充盈尚可，壁不厚（图 6-4-4）。

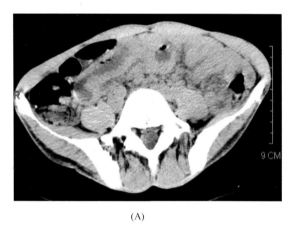
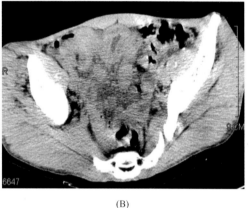

(A)　　　　　　　　　　　　　　　　(B)

图 6-4-4　小肠克罗恩病癌变

【报告技巧与提示】

克罗恩病仅凭 CT 检查难以做出明确诊断，必须建议结合进一步检查。

▆▆▆ 第五节　结 肠 疾 病 ▆▆▆

一、结肠结核

【临床线索】

结肠结核绝大多数继发于肠外结核病，主要是肺结核。结肠结核临床上常有腹痛、消瘦等非特异性表现以及发热、盗汗等结核中毒症状。结肠结核发病常由回盲部起始，向上侵犯升结肠及横结肠，左半结肠受累者罕见。结肠结核可分为溃疡型、增殖型和混合型。

【检查方法】

平扫。

【CT 征象】

结肠结核病变一般以回盲部为中心，肠壁多为轻度增厚，病变累及范围多较长。回盲部及盲肠、升结肠变形较明显，肠管缩短甚至可使回盲部发生明显上移。受瘢痕影响回盲瓣可明显缩窄或明显增宽。在口服造影剂扫描时，回盲部常不能获得很好充盈，盲肠、升结肠可呈细线状，而横结肠和小肠却能很好充盈，此征象类似钡剂造影检查时的跳跃征象。此外尚可见邻近肠系膜淋巴结增大。

【报告范例】

报告书写：平扫肝脏形态大小正常，表面光滑，各叶比例正常，密度均匀，未见异常密度影。肝内外胆管未见明显扩张，胆囊不大，胆囊壁不厚。胰腺形态密度未见异常，脾不大，密度均匀。盲肠肠壁增厚，肠腔稍狭窄，结肠系膜内散在淋巴结。双肾及肾上腺未见异常，膀胱充盈尚可，壁不厚（图 6-5-1）。

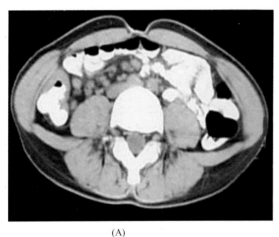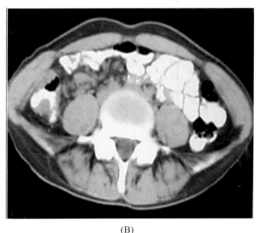

(A) (B)

图 6-5-1　结肠结核

【报告技巧与提示】

结肠结核仅凭 CT 检查较难做出明确诊断，对于患有肺结核病并符合结肠结核影像学表现的，仍要在结论中提示结合其他检查，如钡餐造影、肠镜以及相关实验室检查。

二、溃疡性结肠炎

【临床线索】

溃疡性结肠炎为一组原因不明的结肠黏膜慢性炎性病变，以糜烂、溃疡为主，多累及左侧结肠大部分肠壁，右侧结肠受侵者较少见。临床表现轻重差异较大，多有排便异常、腹痛，也可有恶心、呕吐、纳差、消瘦、贫血，严重者可有水、电解质平衡失调等。另可出现自身免疫反应，如大关节炎症、黏膜红斑与虹膜炎等。

【检查方法】

平扫。

【CT 征象】

肠壁轻度增厚，常连续、对称和均匀，早中期浆膜面光滑；增厚的结肠黏膜面由于溃疡和黏膜息肉而凹凸不平；增厚的肠壁可出现分层现象，形成靶征，提示黏膜下水肿；病变区肠腔变细，肠管短缩；肠系膜和直肠周围间隙可出现脂肪浸润和纤维化，直肠周围间隙增宽。

【报告范例】

报告书写：平扫肝脏形态大小正常，表面光滑，各叶比例正常，密度均匀，未见异常密度影。肝内外胆管未见明显扩张，胆囊不大，胆囊壁不厚。胰腺形态密度未见异常，脾不大，密度均匀。直肠乙状结肠管壁水肿增厚，管腔变窄，浆膜面毛糙，周围脂肪间隙密度略增高，可见小索条影。双肾及肾上腺未见异常，膀胱充盈尚可，壁不厚。腹膜后未见确切肿大淋巴结影（图 6-5-2）。

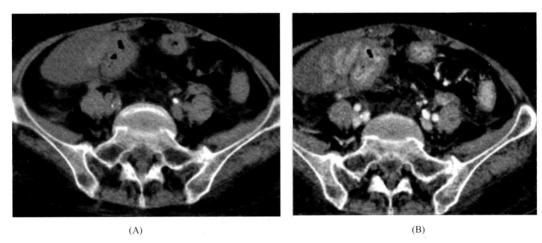

(A)   (B)

图 6-5-2 溃疡性结肠炎

【报告技巧与提示】

本病的诊断多依据钡剂灌肠和临床症状以及内镜、实验室检查得出结论。

三、结肠癌

【临床线索】

结肠癌是常见的消化道恶性肿瘤，好发年龄约 50 岁左右，男性多于女性。发病部位最多见于乙状结肠。最常见的症状为排便习惯及粪便性状改变，一般右侧结肠癌以全身症状、贫血和腹部肿块为主要表现；左侧结肠癌以肠梗阻、便秘、腹泻、便血等症状为主。

【检查方法】

平扫、增强扫描。

【CT 征象】

(1) 平扫

① 肠壁增厚：正常肠壁厚度为 1.0～3.0mm，结肠癌肠壁增厚可达 0.9～2.5cm。应注意肠腔充分扩张及与肠壁的良好对比是准确判断肠壁增厚的关键。增厚的肠壁黏膜面多明显凹凸不平，浆膜面则视癌肿侵犯程度而有不同表现。

② 腔内肿块：若肠腔内阴性对比剂充盈良好，可见肠腔内肿块影。癌肿形成的腔内肿块多为偏心性，呈分叶状或不规则形。肿块与周围肠壁分界较清楚，周围肠壁厚度正常，较

大瘤体内见低密度坏死区。

③ 肠腔狭窄：当癌肿所致肠壁增厚超过肠壁的 3/4 或环周生长时可引起肠腔不规则狭窄，肠壁非对称性增厚，失去正常结肠袋形状。

（2）增强扫描　结肠癌引起的肠壁增厚和肿块在造影增强时多表现为较明显强化，癌肿较大时强化可不均匀。

【报告范例】

报告书写：平扫肝脏形态大小正常，表面光滑，各叶比例正常，密度均匀，未见异常密度影。肝内外胆管未见明显扩张，胆囊不大，胆囊壁不厚。胰腺形态密度未见异常，脾不大，密度均匀。结肠肝曲突向腔内肿块，表面不光滑。增强后肿块明显强化。余肠道管壁未见异常增厚，管腔无狭窄及扩张。肠系膜密度均匀，双肾及肾上腺未见异常，膀胱充盈尚可，壁不厚。腹膜后未见确切肿大淋巴结（图 6-5-3）。

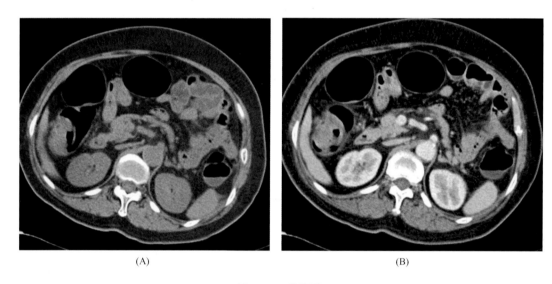

(A)　　　　　　　　　　　　　(B)

图 6-5-3　结肠癌

【报告技巧与提示】

CT 在结肠癌诊断中的作用有限，肠壁增厚及肠腔狭窄是最容易发现的异常征象，但要与各种炎性病变相鉴别，对于难以鉴别或是考虑结肠癌可能的，必须建议结合肠镜检查。

四、阑尾炎

【临床线索】

阑尾炎症可分为急性阑尾炎、阑尾周围脓肿及慢性阑尾炎。急性阑尾炎为最常见的急腹症，临床表现为发热，阵发性、转移性右下腹痛，压痛、反跳痛和肌紧张，尤其是麦氏点的压痛和反跳痛为其典型表现。实验室检查可有血白细胞增高。急性阑尾炎病情严重者可发生穿孔，形成阑尾周围脓肿。慢性阑尾炎可由急性阑尾炎迁延转化而来，也可由粪石或寄生虫等慢性刺激而来。本节主要详述急性阑尾炎。

【检查方法】

平扫。

【CT 征象】

① 阑尾增粗（直径大于 6mm），壁厚，边缘模糊，密度接近或略高于邻近的肌肉组织，有时其内见点状高密度影，为粪石。

② 阑尾管状结构消失，阑尾壁与周围炎症分界不清。有时增厚的阑尾壁表现为分层状。

③ 大约 70％的病例伴有阑尾-盲肠周围炎，阑尾区及盲肠周围脂肪间隙模糊，密度增高，出现模糊絮状影或索条状影，并伴有盲肠壁的局部增厚。

④ 阑尾周围可见少量渗液。炎症蔓延造成盲肠与腰大肌之间的脂肪间隙模糊，肠系膜脂肪密度增高，出现纤维索条影，甚至形成蜂窝织炎呈不均匀、模糊的软组织密度影。

⑤ 若发生阑尾穿孔，可见腹腔内小气泡影，以阑尾及回盲部周围多发；阑尾周围形成团块状不均匀密度影，为脓肿形成，有时其内可见气液平面。

【报告范例】

报告书写：平扫肝脏形态大小正常，表面光滑，各叶比例正常，密度均匀，未见异常密度影。肝内外胆管未见明显扩张，胆囊不大，胆囊壁不厚。胰腺形态密度未见异常，脾不大，密度均匀。右下腹部盲肠内侧可见阑尾增粗，壁厚，周围脂肪密度增高，可见片状影，肠系膜淋巴结增大。余肠道管壁未见异常增厚，管腔无狭窄及扩张。肠系膜密度均匀，双肾及肾上腺未见异常，膀胱充盈尚可，壁不厚。腹膜后未见确切肿大淋巴结（图 6-5-4）。

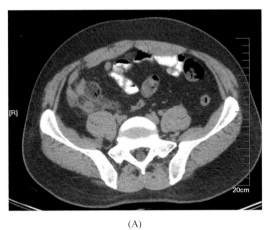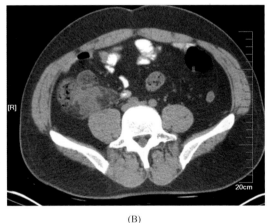

(A)　　　　　　　　　(B)

图 6-5-4　急性阑尾炎

【报告技巧与提示】

在 CT 断层图像中准确寻找到阑尾的位置为诊断的前提和关键。首先寻找到盲肠，因其存在盲端而容易定位，之后向其以上层面寻找到小肠肠管与该段结肠的连接处，为回盲部，最后在回盲部到盲肠盲端之间寻找突出于盲肠肠壁的管状结构即为阑尾。通过观察阑尾是否增粗、境界是否清楚及周围渗出情况多不难诊断。

第六节　肝脏疾病

一、原发性肝癌

【临床线索】

原发性肝癌也称肝细胞癌或肝癌，发病与乙型肝炎和肝硬化关系密切。早期可无明显自觉症状，中晚期出现肝区疼痛、消瘦及腹部包块等表现，甲胎蛋白（AFP）多明显增高。晚期出现黄疸及远处转移。

【检查方法】

平扫、增强扫描。

【CT征象】

（1）平扫　多数病灶为低密度，少数为略高密度。伴有脂肪肝时，病灶也呈相对高密度。小病灶密度较均匀，大病灶中心常发生坏死、出血，密度不均匀。

（2）增强扫描

① 动脉期：90％的肝癌富血供，动脉期能见到强化，大的病灶多强化不均匀，周边强化明显，而中心区域的坏死、出血及脂肪变性等无强化。显示"快进快出"的强化特征。动静脉瘘是肝癌的特征性表现之一，表现为门脉或大分支几乎与肝动脉同步强化，相应叶、段实质显著强化。或表现为低密度病灶内迂曲、增粗的静脉早显，有时可见正常肝实质内亚段或局灶状显著强化。弥漫性肝癌表现为遍布整个肝脏的高密度结节影，边界清楚。

② 门脉期　肝实质明显强化达到峰值，肝癌病灶密度下降，多数呈低密度。有时可显示包膜，一种为无明显强化，仍呈低密度环影，一种为包膜强化，呈高密度环影。包膜的显示高度提示肝癌的诊断。门脉期易于判断血管有无受侵和癌栓形成。小肝癌在门脉期有多种表现。大多数病灶呈低密度，也有呈等密度甚至高密度的。

（3）其他表现　门静脉系统受侵和癌栓形成是肝癌肝内扩散的最主要形式，门脉癌栓的主要表现为门脉血管影充盈缺损，可以为局部结节状缺损影、条状影、分枝状、分叉及半月形充盈缺损影。

【报告范例】

报告书写： 平扫见肝硬化腹水征象，肝脏形态大小正常，表面光滑，各叶比例正常，肝脏右后叶团块状低密度影。增强后肝脏右后叶病变动脉期不均匀强化，门脉期强化程度下降。肝内外胆管未见明显扩张，胆囊不大，胆囊壁不厚。胰腺形态密度未见异常，脾不大，密度均匀。肠道管壁未见异常增厚，管腔无狭窄及扩张。肠系膜密度均匀，双肾及肾上腺未见异常，膀胱充盈尚可，壁不厚。腹膜后未见确切肿大淋巴结（图6-6-1）。

【报告技巧与提示】

CT为外科手术切除后随访的主要手段：手术后短时间内CT检查可见到肝脏局部体积缩小，肝包膜模糊，包膜下或腹腔内积液。手术后的瘢痕多呈条状或楔形，或有不规则形或圆形残腔形成，位于肝脏外周，边界清楚，增强后无强化表现。局部肝包膜凹陷。

术后复发的表现：肝癌手术切除后复发率极高，复发部位有手术局部区域及肝内其他部位。复发灶CT表现同原发病灶。手术瘢痕和复发灶在平扫上均为低密度，但在动脉期扫描中复发灶有强化表现，呈高密度，而术后残腔及瘢痕无强化，仍为低密度，常为楔形或不规则形。复发灶位于手术瘢痕区域，门脉期二者不易区分，动脉期可区分二者。

CT是最常用的介入治疗后随访手段，能显示治疗前后肝内病灶大小和数目的变化、碘油沉积的形式、门脉受累及邻近脏器转移等情况。

二、肝转移瘤

【临床线索】

肝转移瘤是由身体其他部位恶性肿瘤转移至肝脏所致，为肝脏最常见的恶性肿瘤，在我

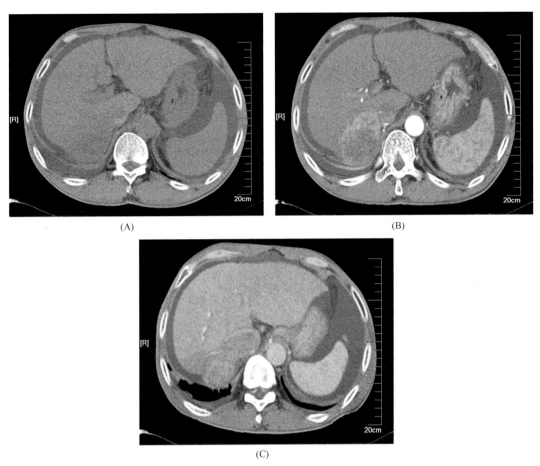

图 6-6-1 原发性肝癌

国，与原发性肝癌发病率相近。肿瘤系列检查中甲胎蛋白（AFP）多为阴性。

【检查方法】

平扫、增强扫描。

【CT 征象】

（1）平扫 肝脏转移瘤的大小、数目和表现差别较大，大多数为圆形，少数呈不规则形态，后者主要见于较大病灶或多个融合的病灶。大多数转移灶为低或等密度，脂肪肝背景者病灶可为等密度或高密度。病灶内有钙化多见于结肠黏液癌、胃黏液癌等，卵巢癌、乳腺胶质癌肝转移也可出现钙化。

（2）增强扫描 单从检出病灶的角度来看，门静脉期最佳。动脉期则更能反映病灶的组织学特性和血供情况，对富血供转移灶也更有利于检出。

① 增强早期病灶强化不明显，门脉期和延迟期病灶边缘强化，这种表现最为常见。

② 动脉期病灶部分增强和整个病灶增强，门静脉期转移灶表现为低密度，周边环形强化。

③ 少数转移瘤血供丰富，动脉期、门脉期甚至延迟期可持续强化。

④ 乳腺癌肝转移表现较特殊，早期轻度强化或不强化，门脉期和/或延迟期常见到周边或中心强化，后者更为常见。

（3）牛眼征 是肝转移瘤的特征性表现，表现为病灶中心低密度，周围环状增强，最外层呈增强不明显的低密度带，低于肝实质密度。囊变少见，增强扫描表现为囊壁厚薄不一，壁内缘往往不规则，有一定强化。囊内容物密度不均匀。

【报告范例】

报告书写：平扫肝脏形态大小正常，表面光滑，各叶比例正常，肝脏多发小结节样低密度影，边界不清。胰腺颈部明显增大，呈团块状软组织密度影改变，内部密布略不均；增强后胰胰腺颈部占位动脉期强化程度弱于体尾部正常胰腺组织，肿物大小约 $5.1cm×4.5cm$。肝脏内多发低密度灶动脉期周边呈环形强化。肝内外胆管未见明显扩张，胆囊不大，胆囊壁不厚。脾不大，密度均匀。肠道管壁未见异常增厚，管腔无狭窄及扩张。肠系膜密度均匀，双肾及肾上腺未见异常，膀胱充盈尚可，壁不厚。腹膜后未见确切肿大淋巴结（图6-6-2）。

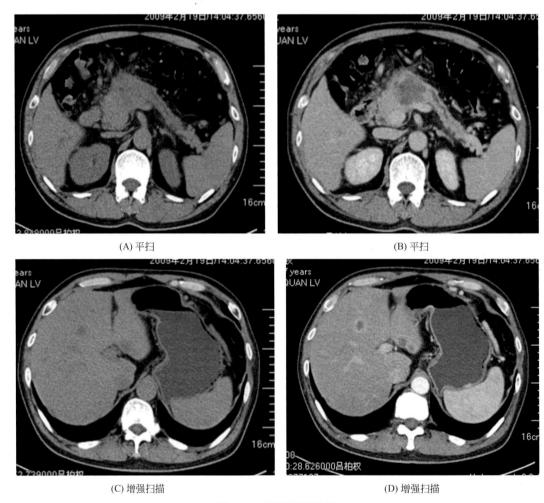

(A) 平扫

(B) 平扫

(C) 增强扫描

(D) 增强扫描

图6-6-2 胰腺癌肝转移

【报告技巧与提示】

若存在明确诊断的其他部位原发恶性肿瘤，一旦发现肝内多发结节影，诊断肝转移瘤并无困难。但时常有未见明确原发恶性病变的情况，需要与其他肝内多发病变如多发肝脓肿、肝棘球蚴病等相鉴别，难以鉴别的，在结论中要提示考虑转移瘤可能，并结合其他检查寻找原发病变。

三、肝血管瘤

【临床线索】

肝血管瘤为常见的良性肿瘤，约占良性肿瘤的 80％ 以上。多为单发，9％～22％ 为多发，血管瘤小者多为实性，大者多为囊性，有的病灶中央见瘢痕组织，偶见钙化。临床上可无任何症状，多在体检中偶然发现。巨大血管瘤可破裂出血。

【检查方法】

平扫、增强扫描。

【CT 征象】

① 平扫血管瘤多为低密度，边界清楚，少数为等密度或高密度。病灶较大时，中央可见不规则形、裂隙状或星形更低密度区，为纤维化或血栓形成。

② 血管瘤的典型表现为增强扫描动脉期边缘强化，呈结节状、片状或环状，密度极高，接近腹主动脉的密度。门脉期强化区逐渐向病灶中央扩展，延迟后病灶呈等密度或略高密度。整个动态增强扫描呈"早出晚归"的特征。中央纤维化与血栓形成区域可始终无强化。

【报告范例】

报告书写：平扫肝脏形态大小正常，表面光滑，各叶比例正常，肝脏 S6 段被膜下见类圆形低密度灶，边界清楚，CT 值约 40Hu，大小约为 2.7cm×3.0cm。增强扫描动脉期边缘结节状强化，随后逐渐向病灶中心填充，至延迟期强化高于周围肝实质。肝内外胆管未见明显扩张，胆囊不大，胆囊壁不厚。胰腺形态密度未见异常，脾不大，密度均匀。肠道管壁未见异常增厚，管腔无狭窄及扩张。肠系膜密度均匀，双肾及肾上腺未见异常，膀胱充盈尚可，壁不厚。腹膜后未见确切肿大淋巴结（图 6-6-3）。

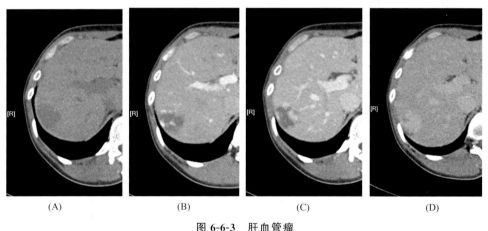

|　(A)　|　(B)　|　(C)　|　(D)　|

图 6-6-3　肝血管瘤

【报告技巧与提示】

肝血管瘤具有"早出晚归"的特征性 CT 表现，诊断并不困难。在诊断报告的中要对增强扫描各期病灶的强化情况描述清晰、准确。

四、局灶性结节增生

【临床线索】

局灶性结节增生（FNH）是一种较为罕见的良性病变，其病因不明。女性多见。临床上多无症状，较大者多以腹部包块就诊，偶见破裂出血。镜下见局灶性结节增生无正常肝小叶结构，病灶中央为星形放射状纤维瘢痕。

【检查方法】

平扫、增强扫描。

【CT征象】

① 平扫表现缺乏特异性，呈等密度或稍低密度肿块，边界较清或不清。

② 动态增强扫描动脉期见肿块明显均匀强化，门脉期强化程度逐渐下降，延迟期呈低密度；病变中央的星形放射状纤维瘢痕无强化，为该病的特征性影像表现。

【报告范例】

报告书写：平扫肝脏形态大小正常，表面光滑，各叶比例正常，肝右叶巨大椭圆形肿块影动脉期病灶快速明显强化；增强后门脉期中心瘢痕呈延迟强化。肝内外胆管未见明显扩张，胆囊不大，胆囊壁不厚。胰腺形态密度未见异常，脾不大，密度均匀。肠道管壁未见异常增厚，管腔无狭窄及扩张。肠系膜密度均匀，双肾及肾上腺未见异常，膀胱充盈尚可，壁不厚。腹膜后未见确切肿大淋巴结（图6-6-4）。

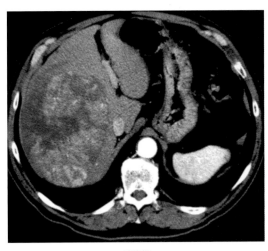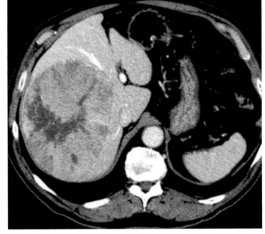

(A) 动脉期　　　　　　　　　　　　　　　(B) 门脉期

图 6-6-4　局灶性结节增生

【报告技巧与提示】

本病需要与肝癌和肝腺瘤相鉴别，星形放射状瘢痕为其特征性表现。对于难以鉴别的病例，可建议结合相关核医学检查明确诊断。

五、肝腺瘤

【临床线索】

肝腺瘤多见于中青年女性，与口服避孕药有密切关系，停服避孕药肿瘤可缩小或消失。临床多无明显症状，少数肿瘤巨大者可破裂出血。

【检查方法】

平扫、增强扫描。

【CT征象】

① 平扫所见多为均匀低密度肿块，部分呈等密度，合并出血时密度增高，边界较清晰，

直径一般 1~30cm；一部分肿瘤周围可出现脂肪变性，呈现低密度环，有文献认为此为肝腺瘤特异性征象。

② 增强扫描动脉期即出现明显强化，而后逐渐减低呈等密度，延迟期对比正常肝实质呈稍低密度，边界清晰。

【报告范例】

报告书写：平扫肝脏形态大小正常，表面光滑，各叶比例正常。平扫肝右叶 S4 段可见椭圆形高密度灶，提示合并出血；增强后肿瘤边缘轻微强化。肝内外胆管未见明显扩张，胆囊不大，胆囊壁不厚。胰腺形态密度未见异常，脾不大，密度均匀。肠道管壁未见异常增厚，管腔无狭窄及扩张。肠系膜密度均匀，双肾及肾上腺未见异常，膀胱充盈尚可，壁不厚。腹膜后未见确切肿大淋巴结（图 6-6-5）。

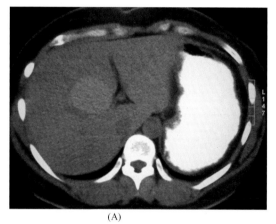
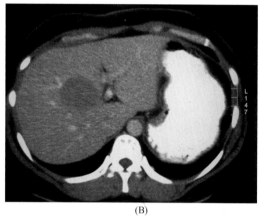

(A)　　　　　　　　　　　　　　　(B)

图 6-6-5　肝腺癌

【报告技巧与提示】

CT 检查若见肝内密度均匀、边界较清晰、体积较大且增强扫描动脉期明显强化的肿块，可考虑肝腺瘤的可能，更需密切结合患者性别、年龄及有无口服避孕药史等临床资料。部分病例仅凭 CT 检查难以与局灶性结节增生和肝癌相鉴别，需建议结合进一步检查。

六、肝囊肿

【临床线索】

肝囊肿是临床上最为常见的良性占位性病变。通常为先天性囊肿，临床上分为单纯性肝囊肿和多囊肝，前者可单发或多发，后者为遗传性疾病，常合并多囊肾。临床症状多轻微，常偶然检查发现。

【检查方法】

平扫、增强扫描。

【CT 征象】

① 平扫见肝实质内类圆形或卵圆形低密度区，边界清楚锐利，囊内密度均匀，CT 值 0~20Hu，合并囊内出血时密度增高。

② 增强扫描各期相病灶无强化；若出现囊壁强化则提示合并感染。

【报告范例】

报告书写：平扫肝内可见多发囊性低密度灶，大小不等，病灶相互融合，弥漫分布；

增强后未见强化。肝内外胆管未见明显扩张，胆囊不大，胆囊壁不厚。胰腺形态密度未见异常，脾不大，密度均匀。肠道管壁未见异常增厚，管腔无狭窄及扩张。肠系膜密度均匀，双肾及肾上腺未见异常，膀胱充盈尚可，壁不厚。腹膜后未见确切肿大淋巴结（图6-6-6）。

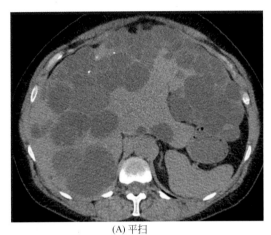

(A) 平扫 (B) 增强扫描

图6-6-6 肝囊肿

【报告技巧与提示】

CT对于肝囊肿有较高的敏感性，大多数肝囊肿由CT平扫检查后即可明确诊断，CT值接近20Hu或合并出血、密度增高的病灶平扫不易与实性占位性病变相区别，可结合增强扫描。

七、肝硬化

【临床线索】

肝硬化是指在各种病因作用下，肝细胞出现弥漫性变性、坏死，进一步发生纤维组织增生和肝细胞结节状再生，最终肝小叶结构和血液循环途径被改建，致使肝变形、变硬，并引起肝功能损害及门静脉高压的病理改变。常见的病因为肝炎与酗酒。

【检查方法】

平扫。

【CT征象】

① 肝大小与形态改变：早期可无明确阳性征象。中晚期病变可出现肝叶增大和/或萎缩，多数表现为左叶、尾叶增大而右叶萎缩，肝叶体积比例失调；肝裂及肝门增宽，胆囊可略向外移位；也可表现为全肝萎缩。

② 肝轮廓改变：再生结节和不规则纤维化，可致肝表面凹凸不平，呈波浪状，失去正常时光滑的边缘曲线。

③ 肝密度改变：不同程度的脂肪变性及纤维化，可呈弥漫性或呈大小不同的局灶性分布的低密度灶。

④ 继发性改变：a. 脾大，脾超过5个肋单位，或脾下缘低于肝下缘，或脾增厚内侧缘超过腹中线；b. 门静脉迂曲、扩张，脾门、食管下段、胃底等静脉血管扭曲可呈团状，侧支循环形成；c. 腹水。

【报告范例】

报告书写：平扫肝脏右叶缩小，左叶及尾状叶增大，肝脏表面不光整，呈波浪状，肝内小囊肿。脾增大，近 9 个肋单元。肝脾周围见水样水样密度影；增强后肝脏不均匀强化，肝内动脉普遍变细，走行迂曲，门脉主干直径为 1.7cm。肝内外胆管未见明显扩张，胆囊不大，胆囊壁不厚。胰腺形态密度未见异常。肠道管壁未见异常增厚，管腔无狭窄及扩张。肠系膜密度均匀，双肾及肾上腺未见异常，膀胱充盈尚可，壁不厚。腹膜后未见确切肿大淋巴结（图 6-6-7）。

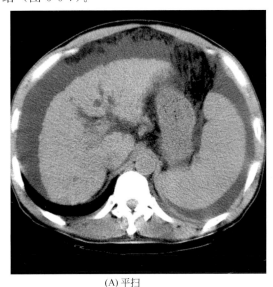

(A) 平扫 (B) 增强扫描

图 6-6-7 肝硬化

【报告技巧与提示】

中晚期肝硬化具有典型的 CT 表现，诊断不难。但由于中晚期肝硬化常合并肝癌，而此时肝实质密度混杂，不易发现或确定恶变存在，需建议进一步 MRI 检查。

八、脂肪肝

【临床线索】

脂肪肝是指肝细胞发生脂肪性变。常见病因有肥胖、糖尿病等其他代谢性疾病、酗酒、激素治疗、化疗等，节段性脂肪肝以节段性脂肪浸润为特点。多无明显自觉症状。

【检查方法】

平扫、增强扫描。

【CT 征象】

① CT 表现与脂肪沉积或浸润的部位、程度有关。主要为密度改变，表现为脂肪肝累及部位密度降低，一般较均匀，CT 值与脂肪沉积量呈负相关。CT 诊断脂肪肝的标准一般参照脾脏的 CT 值，若肝脏的 CT 值低于脾即可考虑诊断脂肪肝。

② 脂肪肝在增强扫描时与正常肝脏一致，但仍保持相对低密度，肝内血管影无移位等占位效应改变。

【报告范例】

报告书写：平扫肝脏形态饱满，表面光滑，各叶比例协调。肝实质密度明显低于脾脏，

CT值约为10Hu，肝内血管影呈高密度影；增强后肝实质强化均匀，肝内血管显示无异常。肝内外胆管未见明显扩张，胆囊不大，胆囊壁不厚。胰腺形态密度未见异常，脾不大，密度均匀。肠道管壁未见异常增厚，管腔无狭窄及扩张。肠系膜密度均匀，双肾及肾上腺未见异常，膀胱充盈尚可，壁不厚。腹膜后未见确切肿大淋巴结（图6-6-8）。

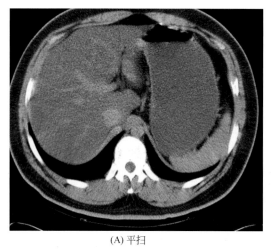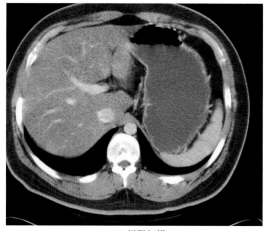

(A) 平扫   (B) 增强扫描

图6-6-8 脂肪肝

【报告技巧与提示】

应用平扫，绝大多数脂肪肝的诊断并不困难。少数局灶性脂肪肝需与肝肿瘤相鉴别时可进一步行增强扫描，可见局灶性脂肪肝平扫低密度区域的强化方式与正常肝实质一致，仅程度略低，并且正常的血管分布情况显示得更为清晰。

九、肝脓肿

【临床线索】

肝脓肿是肝实质内局限性化脓性炎症，以细菌性肝脓肿和阿米巴性肝脓肿最为多见。常发生于体质较弱的老年人。临床表现常有肝大、肝区疼痛、发热、白细胞增高等，若合并败血症则有全身感染性病变的相关表现。

【检查方法】

平扫、增强扫描。

【CT征象】

① 平扫显示低密度占位，中心区域密度略高于水而低于正常肝组织，为脓肿液化区，病灶边缘多不清楚。约有1/5的脓肿内可见气体密度影，多为小气泡，少部分形成气液平面。病灶内气体影像为肝脓肿的特征性表现之一。

② 增强扫描时中心液化区无强化，周围的环有不同程度强化，代表脓肿壁，主要为纤维肉芽组织构成，强化明显，有时强化环外有一层低密度带，为周围水肿带，不强化。环行强化的脓肿壁和无强化的低密度水肿带形成环征，为肝脓肿的另一个特征性表现。

③ 多房脓肿可见房内单个或多个分隔，分隔常有强化，增强后呈蜂窝状改变。

【报告范例】

报告书写：平扫肝脏形态大小正常，表面光滑，各叶比例正常，肝脏右后叶巨大低密度灶，密度不均，呈多房及分隔状，边缘模糊，大小约10.4cm×7.7cm。增强后肝右叶巨大病灶边缘强化明显，内部分隔强化明显，延迟扫描呈壁样强化，周围伴稍低密度带，中心始终未见强化。肝内外胆管未见明显扩张，胆囊不大，胆囊壁不厚。胰腺形态密度未见异常，脾不大，密度均匀。肠道管壁未见异常增厚，管腔无狭窄及扩张。肠系膜密度均匀，双肾及肾上腺未见异常，膀胱充盈尚可，壁不厚。腹膜后未见确切肿大淋巴结（图 6-6-9）。

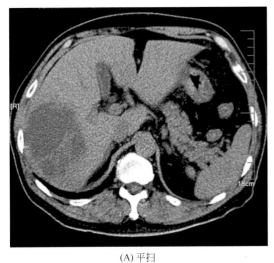

(A) 平扫　　　　　　　　　　　　　　　　(B) 增强扫描

图 6-6-9　肝脓肿

【报告技巧与提示】

早期肝脓肿尚未形成液化，平扫呈略低于正常肝实质的软组织密度，增强扫描动脉期强化明显，此时与肝癌不易区分；多发性肝脓肿也需要与转移瘤进行鉴别。肝脓肿周围存在低密度水肿带，而肿瘤一般无此征象。另外，鉴别诊断需要密切结合临床是否存在化脓性炎症表现，如发热及白细胞升高等。对于难以明确鉴别的病例，可建议临床短期抗感染治疗后复查。

十、布加综合征

【临床线索】

布加综合征是由于肝段下腔静脉和/或肝静脉狭窄或阻塞所致肝静脉回流障碍的临床综合征，可造成继发性门静脉高压，最终出现淤血性肝硬化。可分为先天性和后天性两种类型，后天性多与创伤、肿瘤压迫和血栓形成有关。临床上可出现肝大、脾大、下肢静脉曲张、水肿等门静脉高压与体循环淤血表现。

【检查方法】

平扫、增强扫描、三维重建，CT 血管造影。

【CT 征象】

① 平扫可见肝大、脾大，并可见到门静脉系统血管迂曲及管径增宽、腹水等门静脉高压表现。

② 增强扫描可见肝段下腔静脉和/或肝静脉血管内无造影剂进入或血管内强化程度低于肝段以上静脉，提示相应部位静脉血管栓塞、狭窄或梗阻。

【报告范例】

报告书写：平扫肝脏增大，表面欠光整，各叶比例正常。肝内外胆管未见明显扩张，胆囊不大，胆囊壁不厚。胰腺形态密度未见异常，脾增大，密度不均匀。肝脾周围可见均匀液体密度影。增强后肝下腔静脉和肝静脉不显示，肝实质不均匀强化。肠道管壁未见异常增厚，管腔无狭窄及扩张。肠系膜密度均匀，双肾及肾上腺未见异常，膀胱充盈尚可，壁不厚。腹膜后未见确切肿大淋巴结（图6-6-10）。

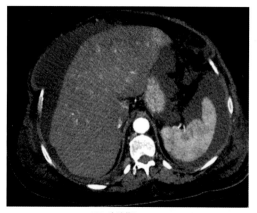

(A) 动脉期　　　　　　　　　　　　　　　　(B) 门脉期

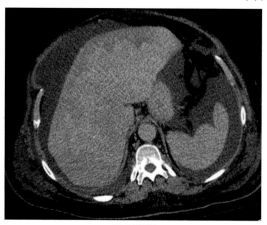

(C) 平衡期

图 6-6-10　布加综合征

【报告技巧与提示】

　　多排CT及图像后处理技术在布加综合征的诊断方面的应用已日益广泛，CT血管造影可直接显示下腔静脉和肝静脉的阻塞或狭窄部位以及范围，对于狭窄程度的评估也有一定的参考价值。

■■■ 第七节　胆道系统疾病 ■■■

一、急性胆囊炎

【临床线索】

　　急性胆囊炎的主要病因是梗阻与感染，90％以上的梗阻由胆结石引起，急性胆囊炎经内科治疗后炎症可消退，也可反复发作，形成慢性胆囊炎。临床表现以右上腹疼痛为主，早期为持续性胀痛，稍后表现为阵发性绞痛，炎症波及浆膜层及壁腹膜时，还可有腹膜炎表现，如右上腹压痛、反跳痛、肌紧张，可放射到右肩部，伴恶心、呕吐，严重者可有发热，畏寒，莫菲征阳性，部分病例可出现黄疸。

【检查方法】

平扫。

【CT 征象】

① 胆囊扩大，其横径可达 5cm 以上，常见但不具有特异性。

② 胆囊壁增厚，是胆囊炎的重要依据，通常表现为弥漫性、向心性增厚，增强扫描强化明显，且持续时间较长，偶可呈结节状增厚，难与胆囊癌鉴别。

③ 胆囊周围低密度水肿带；胆囊内结石，积气，出血，穿孔及合并肝内脓肿等。

④ 急性坏疽性胆囊炎有时出现胆囊穿孔，可见到胆囊周围积气。

【报告范例】

报告书写：平扫肝脏形态大小正常，表面光滑，各叶比例正常，密度均匀，未见异常密度影。肝内外胆管未见明显扩张，胆囊壁水肿增厚，胆囊窝渗出，脂肪密度增高。增强后胆囊壁分层强化，黏膜下层水肿不强化。胰腺形态密度未见异常，脾不大，密度均匀。肠道管壁未见异常增厚，管腔无狭窄及扩张。肠系膜密度均匀，双肾及肾上腺未见异常，膀胱充盈尚可，壁不厚。腹膜后未见确切肿大淋巴结（图 6-7-1）。

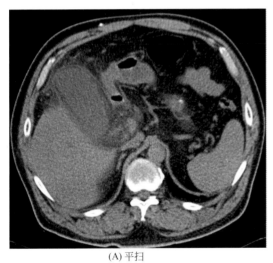
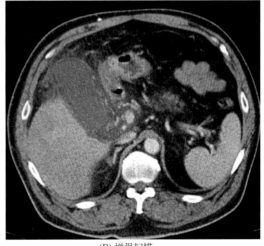

(A) 平扫　　　　　　　　　　　　　　　　(B) 增强扫描

图 6-7-1　急性胆囊炎

【报告技巧与提示】

CT 对于急性胆囊炎时胆囊周围渗出与积液、胆囊穿孔或合并肝脓肿有较高价值，一般平扫即可明确诊断。

二、胆囊癌

【临床线索】

胆囊癌是胆系中最常见的恶性肿瘤。其病因不明，但可能与结石和慢性胆囊炎的长期刺激有关。病变早期常无明显症状，患者就医时肿瘤多已进入进展期甚至晚期，预后相对较差。

胆囊癌好发生于中老年人，进展期常有右上腹痛、黄疸及消瘦等症状，合并胆囊炎症时也可伴有发热、恶心、呕吐等。

【检查方法】

平扫、增强扫描。

【CT征象】

① 浸润型：胆囊壁局限性或非均匀性弥漫增厚，边缘毛糙、消失或显示不清，与正常肝组织分界不明确，常伴有邻近肝组织低密度转移灶。

② 结节型：胆囊壁向腔内突出的乳头状或菜花状肿物，单发或多发，肿块强化明显，伴胆囊壁增厚而囊腔仍可显示。

③ 肿块型：肿囊窝内实质性密度不均肿块，胆囊腔消失或显示不清，此型多为浸润型癌进一步发展的晚期表现。

④ 若肿瘤位于胆囊颈部，早期引起胆囊管阻塞，可出现胆管扩张、胆囊积液增大或胆囊萎缩变小等表现，增强扫描，有时可见胆囊颈或胆囊管处结节影；多数胆囊癌确诊时已发现肝转移，表现为胆囊周围肝组织密度不规则减低，边缘不清楚；或出现肝脏血行转移灶，边缘强化。

【报告范例】

报告书写： 平扫肝脏形态大小正常，表面光滑，各叶比例正常，肝内多发圆形稍低密度灶，边界欠清。胆囊后壁增厚，胆囊颈部稍低密度肿块，CT值28Hu，肝门部、小网膜囊处淋巴结肿大融合；增强后胆囊后壁、胆囊颈部病灶、肿大淋巴结环形强化，肝内多发类圆形病灶周边强化，内部有更低密度区。胰腺形态密度未见异常，脾不大，密度均匀。肠道管壁未见异常增厚，管腔无狭窄及扩张。肠系膜密度均匀，双肾及肾上腺未见异常，膀胱充盈尚可，壁不厚。腹膜后未见确切肿大淋巴结（图6-7-2）。

【报告技巧与提示】

胆囊癌主要需与慢性胆囊炎鉴别。胆囊壁呈均匀增厚是慢性胆囊炎的主要征象之一，常合并胆囊结石，但某些肉芽肿性肿囊炎（如黄色肉芽肿性肿囊炎，结核性胆囊炎）虽不常见，但在临床和影像学表现上酷似胆囊癌，故术前很少能做出明确诊断。

三、胆管癌

【临床线索】

此处介绍的胆管癌为原发性左、右肝管以下的肝外胆管癌。胆管癌的病因不明，可能与结石的慢性刺激、先天性胆总管囊肿和乳头状瘤等因素有关。多发生在60岁以上的男性患者，其主要症状是进行性黄疸，部分患者有发热、寒战等急性阻塞性胆管炎症状。

【检查方法】

平扫、增强扫描、三维重建。

【CT征象】

① 肝门部胆管癌：浸润性生长的肿瘤一般体积较小，平扫仅表现为肝门部结构不清，明显扩张的肝内胆管或左右肝管突然中断，增强后扩张的肝内胆管表现更为清楚，肿块一般显示不清，少数可见密度不均匀减低的肿块影，有时在增强后可见阻塞近端肝外胆管或左右肝管壁增厚，此种表现有利于胆管癌的诊断。如果肿瘤呈结节状突入腔内，

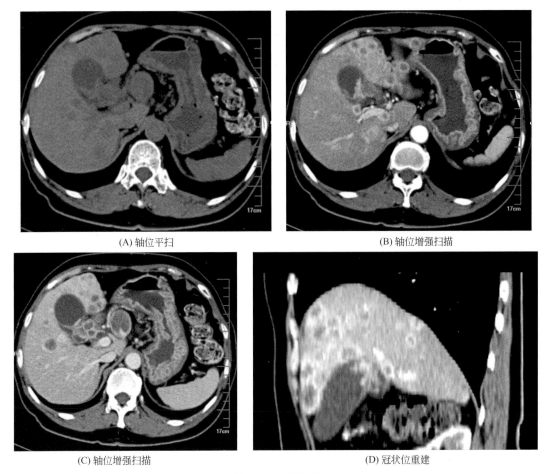

(A) 轴位平扫

(B) 轴位增强扫描

(C) 轴位增强扫描

(D) 冠状位重建

图 6-7-2 胆囊癌

则可见扩张的胆管内有结节状软组织影，并可见胆管中断或变窄，增强后可见结节强化。

② 中、下段胆管癌：表现为胆管壁增厚，胆管内充盈缺损和大小不等的软组织块影及胆管扩张，胆管癌所致的胆管壁增厚多呈局限性偏心性增厚，最厚可达 5mm 以上。

③ 胆管癌转移征象：癌肿向腔外生长突破胆管壁后，造成胆管外的脂肪层消失，或界限不清，常转移至肝、胰头、十二指肠和邻近淋巴结。

【报告范例】

报告书写：平扫肝脏形态大小正常，表面光滑，各叶比例正常，肝左叶可见片状低密度肿块影，远端胆管扩张，增强扫描后肝左叶肿块动脉期和门脉期均呈轻度强化，门脉期强化程度低于肝实质，远端胆管扩张。胰腺形态密度未见异常，脾不大，密度均匀。肠道管壁未见异常增厚，管腔无狭窄及扩张。肠系膜密度均匀，双肾及肾上腺未见异常，膀胱充盈尚可，壁不厚。腹膜后未见确切肿大淋巴结（图 6-7-3）。

【报告技巧与提示】

胆管癌的 CT 检查比较容易发现胆管扩张改变，扩张远端发现胆管突然中断、管腔不规则狭窄、胆管壁增厚等征象，运用图像后处理中的多平面重建和曲面重建等技术可清晰显示上述特征性征象，进一步结合病史多可明确诊断。

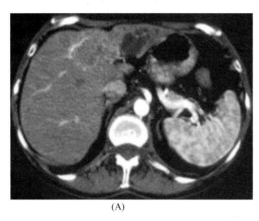 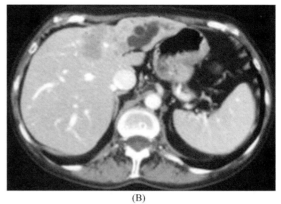

(A)   (B)

图 6-7-3　胆管癌

第八节　胰 腺 疾 病

一、急性胰腺炎

【临床线索】

急性胰腺炎是最常见的胰腺疾病，也是临床较为常见的急腹症，多与暴饮暴食及胆系疾病有关。症状轻重不一，重症者可危及生命。临床常出现腹膜炎表现，严重者甚至出现休克。

【检查方法】

平扫、增强扫描。

【CT征象】

（1）水肿性胰腺炎

① 直接征象：a. 轻度水肿性胰腺炎部分病例可表现正常。b. 多数病例见胰腺不同程度增大，多为弥漫性改变，胰腺水肿导致胰腺密度减低，轮廓不规则，胰腺实质正常羽毛状结构消失。c. 增强扫描胰腺强化均匀，未见无强化坏死区域。

② 间接征象：a. 肾周筋膜增厚，以左肾常见，严重者累及双侧，炎症浸润肾旁间隙而无肾周间隙受累，形成肾晕征。b. 部分病例可见胰周少量积液。

（2）坏死性胰腺炎

① 直接征象：a. 胰腺明显增大，呈弥漫性，程度与临床症状一致。b. 胰腺水肿呈不同程度低密度，坏死区域密度则更低，呈囊性密度，实质内偶见出血使局部呈高密度，CT值常大于60Hu。c. 增强后动态扫描，坏死胰腺实质几乎无强化，与正常胰腺组织对比更为明显。

② 间接征象：a. 胰周水肿和炎性浸润与水肿性胰腺炎相比一般更为广泛，常有胰内和胰外积液，其CT值略高，常大于30Hu，常与坏死胰腺组织分界不清，即使在增强扫描上也难以区分。b. 假性囊肿：表现为大小不一的类圆形或卵圆形囊性肿块，绝大多数为单发，囊壁多为均匀薄壁或厚壁。

【报告范例】

报告书写：平扫显示胰腺轮廓模糊，密度不均匀，周围脂肪间隙密度增高，可见液性密度影及索条影，增强扫描后胰腺强化不均匀，有小低密度坏死改变。余未见异常（图6-8-1）。

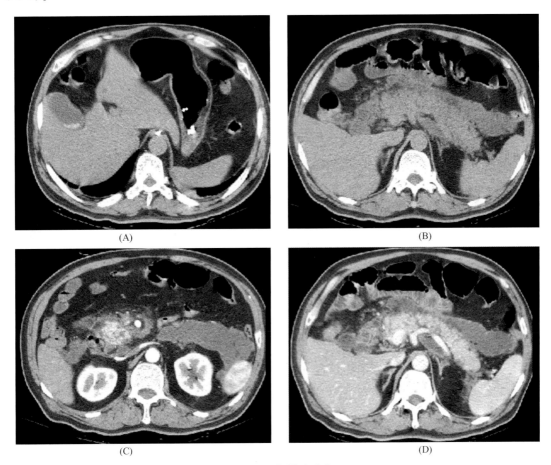

图 6-8-1　急性胰腺炎

【报告技巧与提示】

急性胰腺炎有明确的病史、体征及相关实验室检查指标，一般平扫即可做出明确诊断，对于平扫发现高度怀疑坏死性胰腺炎的病例，需提示进一步行增强扫描。

二、慢性胰腺炎

【临床线索】

慢性胰腺炎可由反复发作的急性胰腺炎迁延而成，并与胆石症及胆管炎症有关。另有流行病学资料报道，该病也与长期大量饮酒有着密切关系。临床表现有中上腹部疼痛等非特异性症状，另外患者多存在胰腺功能不全表现。

【检查方法】

平扫、增强扫描。

【CT 征象】

① 胰腺缩小或增大，也可完全正常。

② 胰腺增大可以是弥漫性增大，也可以是局限性增大。轮廓可以不规则，此时与肿瘤难以鉴别。晚期慢性胰腺炎可致胰腺萎缩、变小。

③ 胰腺钙化，呈结节状、斑点状、条状或星状，沿着胰腺管分布，为慢性胰腺炎较为可靠的征象。

④ 胰管扩张，典型者呈串珠样改变，整个胰腺管及其分支呈不规则扩张。慢性胰腺炎的胰管扩张程度常轻于胰腺癌，而管腔更不规则。扩张的胰管内有时可见结石。

⑤ 胰内、胰周假性囊肿或积液，胰周筋膜增厚，邻近血管受累（如假性动脉瘤形成和阻塞性静脉曲张）。

⑥ 慢性胰腺炎炎性肿块及假性囊肿可压迫胆总管下端，导致胆管扩张。

【报告范例】

报告书写：平扫显示胰腺形态不规则，胰腺内见多发钙化影，沿胰管分布。胰腺边缘见囊性低密度影，增强扫描后囊性低密度不强化。腹膜后淋巴结未见增大（图 6-8-2）。

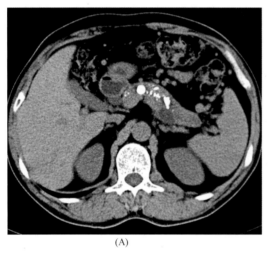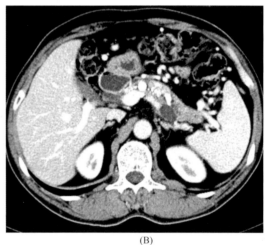

(A)　　　　　　　　　　　　　　(B)

图 6-8-2　慢性胰腺炎

【报告技巧与提示】

部分慢性胰腺炎表现为局限性隆起增大。由于该慢性炎症主要病理变化是腺体纤维化，因此在增强扫描中病灶的强化程度要低于正常胰腺实质，与胰腺癌 CT 表现类似而难以鉴别。对于以局限性增大为主要表现的病例，需提示进一步 MRI 平扫＋增强扫描甚至穿刺活检。另外，由于慢性胰腺炎进展为胰腺癌的风险相对较高，对于可明确诊断慢性胰腺炎的病例，也需提示其定期复查。

三、胰岛细胞瘤

【临床线索】

胰岛细胞瘤多为良性，但仍有小部分病例出现远处转移。胰岛细胞瘤依是否分泌激素分为功能性和无功能性两类。无功能性胰岛细胞瘤多无明显临床症状，往往以发现可触及的肿块就诊；功能性胰岛细胞瘤依分泌激素不同进一步分为各种亚型，亦有相应的不同临床表现，如胰岛素瘤可出现低血糖昏迷，胃泌素瘤则有顽固性消化性溃疡等。

【检查方法】

平扫、增强扫描。

【CT 征象】

① 单发或多发，如未引起胰腺形态改变，平扫难以发现。绝大部分功能性胰岛细胞瘤为血管性，动态增强扫描肿瘤结节强化明显，呈高密度，轮廓甚为清楚，若肿瘤小，密度比较均匀；若肿瘤较大，肿块周围强化较著，密度可不均匀；较大的功能性胰岛细胞瘤可发生坏死，并伴有胆胰管阻塞后扩张而容易发现。

② 无功能性胰岛细胞瘤肿块常较大，直径多超过 3cm，体、尾部好发，可呈等或低于正常胰腺组织密度，约 20％病例肿块内见结节样钙化。增强扫描呈均一或不均一强化，可呈低于、等于或高于正常胰腺组织密度。

③ 若发现胰腺邻近组织受侵、淋巴结转移或肝转移等征象，则提示恶性。

【报告范例】

报告书写：平扫示胰体尾交界部背侧见圆形等密度影，略突出胰腺表面，边界较清，直径约为 2.3mm。增强扫描示动脉期病灶明显均匀强化。腹膜后淋巴结未见增大（图 6-8-3）。

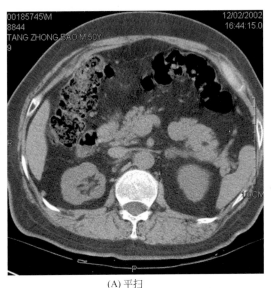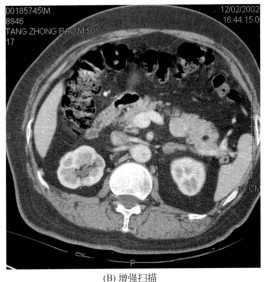

(A) 平扫　　　　　　　　　　　　　　　　(B) 增强扫描

图 6-8-3　胰岛细胞瘤

【报告技巧与提示】

功能性胰岛细胞瘤增强扫描呈明显强化，可与胰腺癌相鉴别，结合临床相关激素水平检查，多不难做出诊断；无功能性胰岛细胞瘤影像学表现缺乏特征性，在报告提示其可能性诊断的同时，可建议临床随诊复查。

四、胰腺癌

【临床线索】

胰腺癌是胰腺最常见的肿瘤，多见于中老年人。胰头部好发，其次为体部及尾部。胰头部肿块常可侵犯胆总管下段而出现梗阻性黄疸，因而发现相对较早；体部及尾部肿瘤早期多无明显症状，发现时常已是晚期。实验室检查肿瘤标志物 CA19-9 常有明显增高。

【检查方法】

CT 平扫、增强。

【CT征象】

（1）直接征象

① 胰腺肿块、轮廓改变：肿瘤呈局部突出。当胰头癌引起胰体尾部萎缩时，胰头增大容易识别，钩突正常呈楔形，有肿瘤时呈分叶状增大。

② 密度改变：肿瘤平扫等密度，增强后肿瘤呈相对低密度区。坏死区不规则，边界不清，液化坏死边界清楚。

（2）间接征象

① 管道扩张：肿瘤阻塞引起胰管或胆管或两者均扩张，50％以上的胰腺癌可见胰管扩张，管径为5～10mm。胰管和胆管均有扩张时呈双管征。

② 邻近组织和器官的侵犯：胰腺癌的周围侵犯导致胰周脂肪层消失，胰腺癌直接向胰后蔓延，可侵犯包绕腹膜后血管。胰腺癌的淋巴结转移以腹腔动脉和肠系膜上动脉周围淋巴结肿大最为常见。胰腺癌的发展可侵犯邻近器官，如胃、十二指肠等。

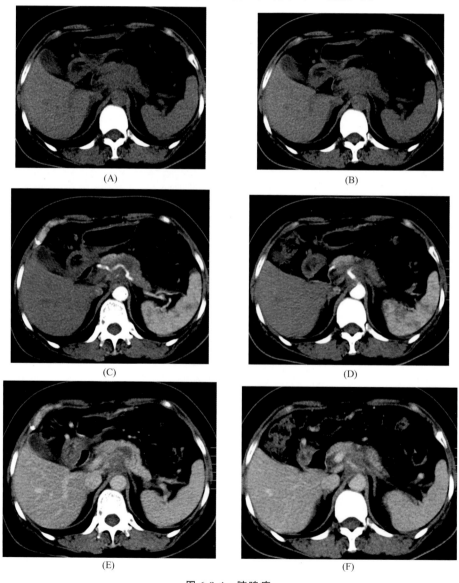

图 6-8-4　胰腺癌

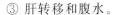

③ 肝转移和腹水。

【报告范例】

报告书写：胰腺颈部、体部局部增大，可见圆形略低密度影，边缘模糊，CT 值 37Hu，大小约 3.56cm×3.53cm。注射造影剂后，病灶动脉期轻度强化，CT 值 65Hu，与周围胰腺实质比呈相对低密度。延迟期病灶 CT 值 68Hu。病变远端胰管扩张，胰腺萎缩。邻近胃小弯、贲门胃壁增厚，浆膜层毛糙。胰腺和附近血管间脂肪层消失，腹腔干及分支被包绕、变细、僵直（图 6-8-4）。

【报告技巧与提示】

在 CT 平扫中，部分胰腺癌病例难以发现，对于临床上高度疑似胰腺癌，特别是 CA19-9 明显增高的患者，需提示进一步增强扫描。

临床上常利用 CT 检查评估胰腺癌的可切除性。因此，如有侵犯周围重要组织（如大血管、大网膜）、出现大量腹水及其他脏器或淋巴结广泛转移等不可切除指征的情况，应在报告的描述及结论中明确写出。

第九节　脾　脏　疾　病

一、原发性脾淋巴瘤

【临床线索】

原发性脾淋巴瘤（PMLS）极少见，在淋巴瘤中小于 1%。组织学大多起源于 B 淋巴细胞，低度恶性为主，少数起源于 T 淋巴细胞。

【检查方法】

平扫、增强扫描。

【CT 征象】

① 主要表现为脾脏肿大，脾内多发或孤立的低密度占位，边界可清楚或不清楚，形态不规则，可呈分叶状，或只表现为整个脾脏密度不均匀。

② 平扫时最具特征的是多个结节病灶互相融合，形成在正常脾实质衬托下的低密度地图样表现。

③ 增强扫描病灶显示更加清楚，无强化；病变仅局限于脾和脾门淋巴结，无其他淋巴结及脾外器官受累。

【报告范例】

报告书写：平扫脾脏增大、增厚，其内多发片状低密度，界限模糊，脾、肝、胃间多发肿大淋巴结。增强后脾内病灶周边可见轻度强化，其内强化不明显，可见更低密度坏死，肿大淋巴结中等度强化，部分结节内可见低密度无强化区。肝脏形态大小正常，表面光滑，各叶比例正常，密度均匀，未见异常密度影。肝内外胆管未见明显扩张，胆囊不大，胆囊壁不厚。胰腺形态密度未见异常。肠道管壁未见异常增厚，管腔无狭窄及扩张。肠系膜密度均匀，双肾及肾上腺未见异常，膀胱充盈尚可，壁不厚。腹膜后未见确切肿大淋巴结（图 6-9-1）。

【报告技巧与提示】

本病需与转移性淋巴瘤相鉴别。转移性淋巴瘤可见明显的腹膜后主动脉周围成堆的

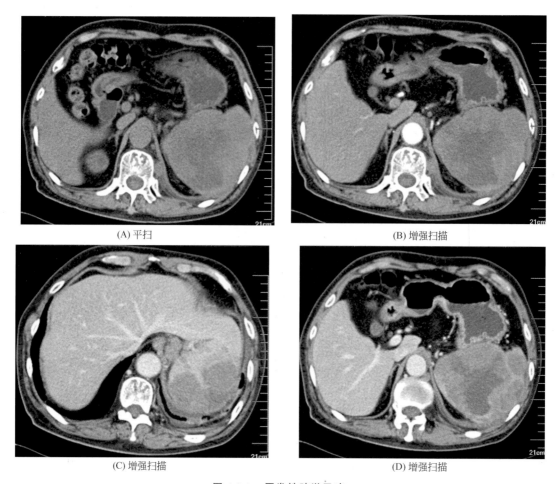

(A) 平扫　　　　　　　　　　　　　　(B) 增强扫描

(C) 增强扫描　　　　　　　　　　　　(D) 增强扫描

图 6-9-1　原发性脾淋巴瘤

肿大淋巴结，或累及邻近脏器，如胃、左侧肾上腺或肾脏，同时伴有全身多处淋巴结病变。原发性脾淋巴瘤影像学表现缺乏一定的特异性，必须结合临床，必要时建议结合穿刺活检。

二、脾血管瘤

【临床线索】

脾血管瘤是常见的良性肿瘤，尸体解剖发现率 $0.03\%\sim0.14\%$。临床上无明显症状，多在检查时偶然发现。

【检查方法】

平扫、增强扫描。

【CT 征象】

① 平扫呈低密度，边界清晰，密度均匀，或因中心含纤维组织、坏死或出血表现为更低密度或不规则高密度灶。

② 增强扫描动脉期即可见病灶周边团状或粗斑点状强化灶，动态增强扫描显示病灶逐渐向中心增强，造影剂注入约 4min 后强化填充，与正常脾组织呈等密度。但如肿瘤内有出血、坏死或纤维组织，则病灶内见相对低密度区，无强化。

【报告范例】

报告书写：平扫肝脏形态大小正常，表面光滑，各叶比例正常，密度均匀，未见异常密度影。肝内外胆管未见明显扩张，胆囊不大，胆囊壁不厚。胰腺形态密度未见异常，脾脏可见小圆形低密度灶，病灶边界模糊，直径约 1.3cm。增强动脉期见病灶边缘强化，程度与周围脾实质相近，静脉期见病灶强化范围扩大，向中心填充，至延迟期该病灶呈完全等密度填充。肠道管壁未见异常增厚，管腔无狭窄及扩张。肠系膜密度均匀，双肾及肾上腺未见异常，膀胱充盈尚可，壁不厚。腹膜后未见确切肿大淋巴结（图 6-9-2）。

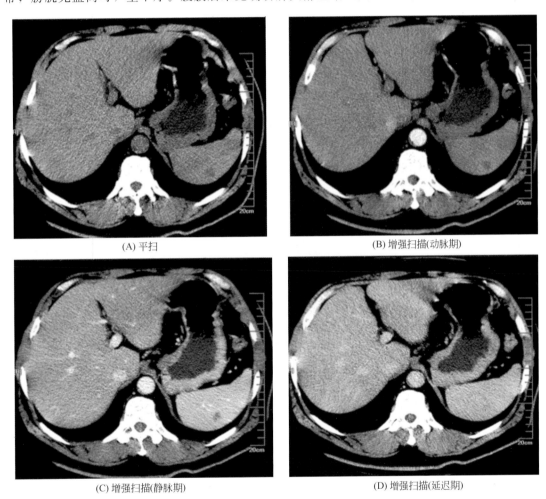

(A) 平扫

(B) 增强扫描(动脉期)

(C) 增强扫描(静脉期)

(D) 增强扫描(延迟期)

图 6-9-2 脾血管瘤

【报告技巧与提示】

脾血管瘤有着典型血管源性肿瘤的强化特点，一般不难做出诊断。

三、脾外伤

【临床线索】

在腹部创伤中脾损伤最常见，约占整个腹部闭合性损伤的 40％。脾脏本身血运丰富，质地较脆，有致密的被膜。左下胸部或左上腹部钝挫性打击、挤压、手术牵拉胃及结肠均易致脾破裂。脾脏完全性破裂可出现弥漫性腹痛及腹膜刺激症状，大量失血导致休克；中心破裂及脾脏包膜下出血疼痛及压痛可局限在左上腹部，可扪及脾脏增大。

【检查方法】

平扫、增强扫描。

【CT 征象】

① 包膜下血肿：呈新月形或半月形，受压脾缘扁平或呈锯齿状。1～2 天平扫呈等密度；10 天以上则呈相对低密度；增强扫描脾脏强化而血肿不强化。

② 脾实质内血肿：脾脏实质内圆或卵圆形不同程度高、等或低密度区。

③ 脾撕裂：单一者呈线状低密度区，平扫或外伤早期裂伤边缘不清，增强扫描或愈合期则边缘清楚；多发撕裂表现为多发低密度区。增强扫描不增强部分为挫伤或血栓所致。常伴腹腔积血或脾周血肿。

【报告范例】

报告书写： 平扫肝脏形态大小正常，表面光滑，各叶比例正常，密度均匀，未见异常密度影。肝内外胆管未见明显扩张，胆囊不大，胆囊壁不厚。胰腺形态密度未见异常。脾脏增大，密度高低不均匀，可见较大高密度血肿，直径大于 3cm；冠状位重建后见脾脏多发撕裂裂隙，增强扫描不强化，可近多个碎裂脾块。肠道管壁未见异常增厚，管腔无狭窄及扩张。肠系膜密度均匀，双肾及肾上腺未见异常，膀胱充盈尚可，壁不厚。腹膜后未见确切肿大淋巴结（图 6-9-3）。

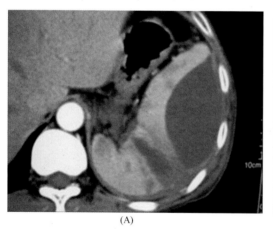
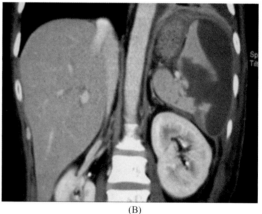

(A)   (B)

图 6-9-3 脾外伤

【报告技巧与提示】

特别需要注意的是，约 1/4 的脾脏损伤在平扫上无直接征象，特别是一级脾损伤。因此，对于是否存在包膜下积液、积血的观察要尤为仔细。对于平扫中无明确征象而临床上怀疑脾破裂的患者，需要在报告中提示必要时结合增强扫描进一步检查。

四、脾梗死

【临床线索】

脾梗死是指脾内动脉的分支阻塞，造成局部组织的缺血坏死。相对而言脾梗死的发生率较其他脏器高。梗死的原因主要有血栓形成、动脉粥样硬化、动脉内皮细胞下白细胞浸润（见于慢性髓性白血病）。大多数脾梗死无症状，但有时可出现左上腹痛、左膈抬高和胸腔积液。

【检查方法】

平扫、增强扫描。

【CT 征象】

① 脾梗死早期表现为脾内三角形低密度影，基底位于脾的外缘，尖端指向脾门，边缘可清或略模糊；部分梗死灶可呈不规则形，大的梗死灶中央可伴有囊变。当病灶内伴有出血时可见到高密度不规则形影。

② 增强后病灶无强化，但轮廓较平扫时清楚。

③ 陈旧性梗死灶因纤维收缩，脾脏可略缩小，轮廓呈分叶状。

④ 少数脾梗死可伴有包膜下积液，表现为脾周新月形低密度影。

【报告范例】

报告书写：平扫肝脏形态大小正常，表面光滑，各叶比例正常，密度均匀，未见异常密度影。肝内外胆管未见明显扩张，胆囊不大，胆囊壁不厚。胰腺形态密度未见异常。脾大，前缘可见略低密度区，边界不清。另见胃体部胃壁不均匀增厚；增强后脾前缘略低密度区未见强化，与周围脾实质分界显示清楚。胃体部增厚胃壁可见强化。肠道管壁未见异常增厚，管腔无狭窄及扩张。肠系膜密度均匀，双肾及肾上腺未见异常，膀胱充盈尚可，壁不厚。腹膜后未见确切肿大淋巴结（图 6-9-4）。

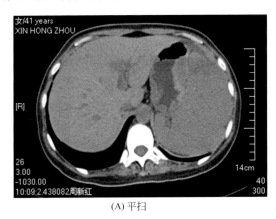
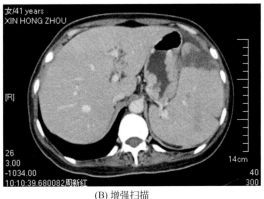

(A) 平扫   (B) 增强扫描

图 6-9-4 脾梗死

【报告技巧与提示】

根据脾梗死典型的 CT 表现并结合相关病史，一般不难做出诊断。

第七章

泌尿和生殖系统疾病的
CT 诊断报告书写技巧

第一节　泌尿生殖系统读片基础

一、影像解剖基础

见图 7-1-1～图 7-1-4。

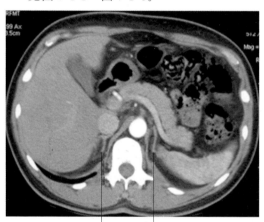

肾上腺　　肾上腺
(A) 肾上腺层面(肾皮质期)

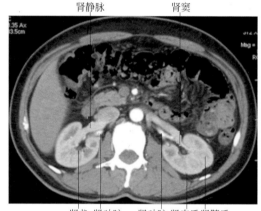

肾静脉　　　　　肾窦

肾盏　肾动脉　　肾动脉 肾皮质 肾髓质
(B) 肾上极层面(肾皮质期)

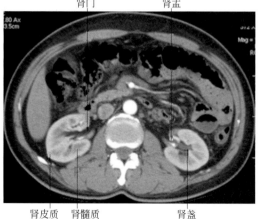

肾门　　　　　肾盂

肾皮质　肾髓质　　　　　肾盏
(C) 肾门层面(肾皮质期)

图 7-1-1　肾脏 CT 影像解剖

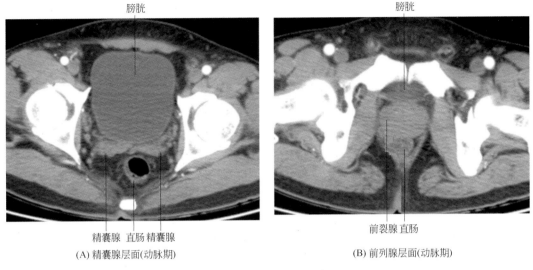

膀胱	膀胱

精囊腺 直肠 精囊腺

(A) 精囊腺层面(动脉期)

前裂腺 直肠

(B) 前列腺层面(动脉期)

图 7-1-2　男性盆腔 CT 影像解剖

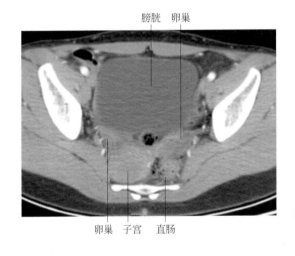

膀胱　卵巢

卵巢　子宫　直肠

图 7-1-3　女性盆腔 CT 影像解剖（动脉期）

二、正常报告书写要点及示范

（1）报告书写要点

① 平扫时描述双侧肾脏、肾上腺、前列腺及精囊腺（男性）/子宫及附件（女性）位置、大小、形态及密度有无异常，如发现异常需描述病变位置，必要时测量大小、CT 值，并作出诊断或明确病变性质，如增强或 MRI 检查有助于做出诊断应建议进一步检查。

② 增强扫描时应描述双肾灌注是否正常，病变在增强各期的强化特点，做必要的测量，并做出定位、定性诊断。

③ 需全面观察扫描范围内其他结构有无异常。

（2）报告示范　双肾大小、形态、密度未见异常，肾盂、输尿管形态正常，未见阳性结石及积水，膀胱充盈良好，壁薄厚均匀，其内未见异常密度影，双侧肾上腺大小、形态未见异常，前列腺/子宫大小、形态及密度未见异常。增强扫描各期未见异常强化，双肾灌注及排泄正常。

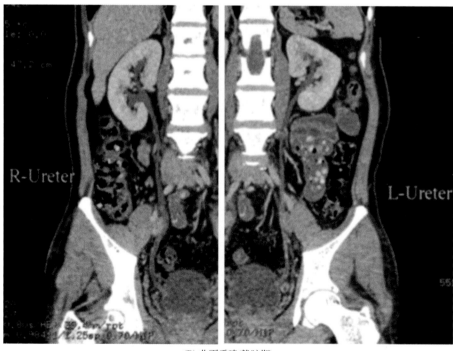

(A) CT泌尿系造影容积重建(排泄期)

(B) 曲面重建(静脉期)

图 7-1-4　泌尿系统 CT 影像解剖

▪▪▪ 第二节 肾脏疾病 ▪▪▪

一、肾发育不良

【临床线索】

　　肾发育不良为肾脏没有完全发育成熟、体积较小、肾收集系统发育不良，以实性或囊性为主，常为胚胎早期、中期尿路梗阻所引起，包括肾不发育和发育不全性肾发育不良，可能与肾脏发育阶段受到外界各种理化因素及毒物的影响相关，少数病例有家族遗传倾向。

【检查方法】

　　平扫、增强扫描。

【CT 征象】

　　① 平扫肾窝内见蚕豆状软组织密度结节，病肾亦可异位至盆腔。

　　② 增强扫描结节实质成分轻度至中度强化，肾灌注明显低于对侧正常肾实质。

　　③ 患肾可合并肾囊肿、同侧输尿管梗阻及输尿管异位开口。

　　④ 健侧肾脏可代偿肥大，易患结石、积水。

【报告范例】

　　报告书写：右侧肾窝内见结节状软组织密度影，大小约 3cm×2cm，其内可见囊性低密度影及斑点状、条形高密度灶，左肾大小形态及密度未见异常。膀胱充盈良好，壁薄厚均匀，其内未见异常密度影，双侧肾上腺大小形态未见异常，子宫大小形态及密度未见异常。增强扫描各期未见异常强化，双肾灌注及排泄正常（图 7-2-1）。

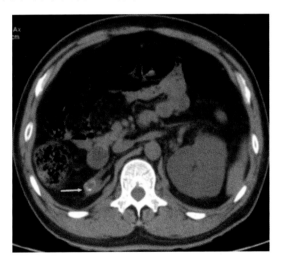

图 7-2-1　肾发育不良（平扫）

二、马蹄肾

【临床线索】

　　马蹄肾为肾脏融合畸形中最常见的类型，男性多见，表现为双肾下极肾组织于脊柱前方融合，峡部厚薄差别较大，薄者仅呈线状。马蹄肾患者可无症状，当合并感染、结石、积水时，可有腰痛、尿频、脓尿、血尿等症状，偶可触及下腹部肿块。

【检查方法】

平扫、增强扫描。

【CT 征象】

双肾下极在脊柱大血管前方融合，融合部分为肾实质或结缔组织。

【报告范例】

报告书写：双肾呈马蹄状，双肾实质密度未见异常，双侧肾盂及所示输尿管形态正常，未见阳性结石及积水。膀胱充盈良好，壁薄厚均匀，其内未见异常密度影，双侧肾上腺大小形态未见异常，前列腺（子宫）大小形态及密度未见异常。增强扫描各期未见异常强化，双肾下极肾实质于脊柱前方融合（图 7-2-2）。

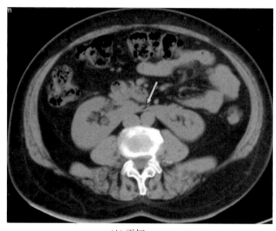
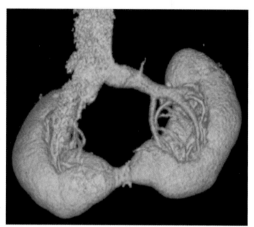

(A) 平扫   (B) CTU容积重建(静脉期)

图 7-2-2 马蹄肾

【报告技巧与提示】

多层螺旋 CT 冠状位重建可以清晰显示肾脏融合的部位，增强扫描还能明确肾盂和输尿管形态。动态增强 CT 检查则能间接评估融合肾脏的功能。约 1/3 的病例合并多系统畸形，需全面观察扫描范围内结构，注意是否合并泌尿系结石或肾积水。

三、慢性肾盂肾炎

【临床线索】

慢性肾盂肾炎是一种以间质改变为主的细菌性肾炎，常合并肾实质瘢痕形成。本病多由尿路梗阻引起，称为梗阻性慢性肾盂肾炎，少数无尿路梗阻依据，称为原发性慢性肾盂肾炎，易发生于青少年时期。慢性肾盂肾炎一般无明显临床表现，急性发作则出现类似急性肾盂肾炎的表现，如发热、腹部和肾区疼痛、脓尿及菌尿等，合并肾脏和肾盂萎缩或晚期肾功能衰竭时，可出现高血压、贫血和尿毒症等表现。

【检查方法】

平扫、增强扫描。

【CT 征象】

① 肾脏体积缩小，轮廓凸凹不平，肾实质不规则变薄，肾窦脂肪低密度区扩大，集合系统扩张。

② 增强扫描示肾实质不均匀强化，强化程度减弱，瘢痕区无强化。

【报告范例】

报告书写：双肾体积略缩小，肾实质不均匀变薄，轮廓凸凹不平，双侧肾盏区见多发斑点状高密度结石。膀胱充盈良好，壁薄厚均匀，其内未见异常密度影，双侧肾上腺大小形态未见异常，前列腺大小形态及密度未见异常。增强扫描各期未见异常强化（图 7-2-3）。

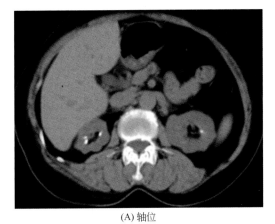
(A) 轴位

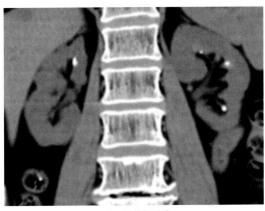
(B) 冠状位重建

图 7-2-3　慢性肾盂肾炎

【报告技巧与提示】

慢性肾盂肾炎诊断主要依据临床表现和实验室检查。

四、肾脓肿及肾周脓肿

【临床线索】

肾内及肾周围脓肿少见，只占肾脏病变的 2%。本病可由败血症、肾盂肾炎或输尿管梗阻逆行感染所致，尤多见于糖尿病酮症酸中毒、恶病质及药物滥用等引起的机体免疫力下降等情况。临床上，病人多表现为急性病情，偶可见亚急性过程。主要表现有腹部及肾区疼痛、腹膜炎、体温升高。外周血白细胞计数增高。偶可见腰肋三角水肿。

【检查方法】

平扫、增强扫描。

【CT 征象】

① 病变肾脏体积增大，肾筋膜增厚，脂肪囊模糊，其内常可见条纹状高密度影，尤以肾周脓肿时明显。

② 脓肿通常呈单房或多房液性低密度区，脓肿壁厚而模糊。

③ 增强扫描早期脓肿壁即可出现强化。

④ 脓肿内出现气液平面为本病特征性表现，有助于确立诊断。脓肿钙化少见。

【报告范例】

报告书写：平扫示左肾体积明显增大，其内见多发囊状稍低密度影，局部可见少量气体密度影，肾周筋膜增厚，肾周脂肪囊内可见索条影。增强扫描示左肾不均匀强化，呈多囊状，囊内稍低密度未见明显强化，邻近肾实质局部强化减低。腹膜后未见确切肿大淋巴结影（图 7-2-4）。

【报告技巧与提示】

CT 为本病主要检查方法，脓肿内气液平面为本病特征性表现，有助于确立诊断。无特

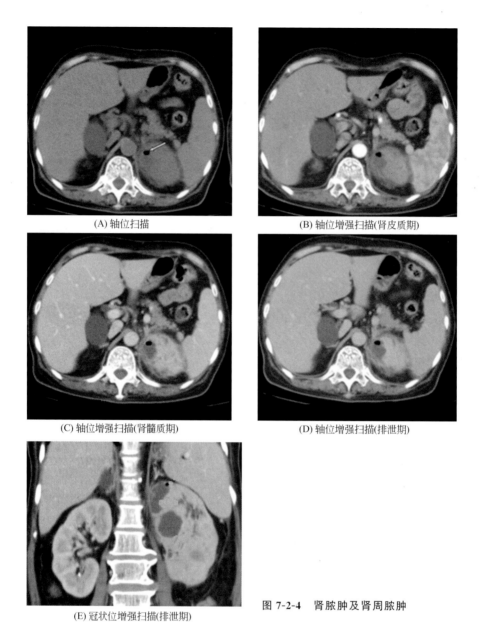

(A) 轴位扫描

(B) 轴位增强扫描(肾皮质期)

(C) 轴位增强扫描(肾髓质期)

(D) 轴位增强扫描(排泄期)

(E) 冠状位增强扫描(排泄期)

图 7-2-4　肾脓肿及肾周脓肿

征性影像学表现时，需与复合性囊肿、囊性肾癌等鉴别，后二者一般无急性病程，而肾脓肿一般无钙化，有助于鉴别。治疗措施依据临床和影像学表现而定，较大脓肿多需引流或手术切除治疗，CT 定位尤为重要，也可在 CT 引导下进行脓肿穿刺引流。

五、肾结核

【临床线索】

①　泌尿系统结核可为肾实质感染或集合系统和输尿管感染，以肾结核最常见，多先感染肾、然后再扩散到泌尿系统的其他部分。

②　泌尿系统结核是否出现临床症状及症状的特点取决于病变所累及的部位及病变的程度。目前，肾结核发病率明显减少，临床表现无特异性。本病潜伏期可达 3～30 年。本病成人多见，男性多于女性。病人有低热、盗汗、血尿、菌尿（抗酸杆菌）及无菌性脓尿等表

现。约有 20％的病人，无特异性感染症状。确诊需在尿中检出抗酸杆菌。

【检查方法】

平扫、增强扫描。

【CT 征象】

① 肾盏扩张，肾实质瘢痕、钙化等。

② 肾实质坏死及空洞，表现为低密度、无强化区，洞壁有强化。

③ 结核进展可引起典型肾盏、肾盂变形和肾盏积水扩张，呈多囊状改变。

④ 肾结核终期，表现为肾脏变形、萎缩。部分病例可合并腰大肌结核性脓肿，伴部分或完全钙化，即肾自截。

【报告范例】

报告书写：右肾体积较对侧明显减小，形态不规则，可见多发囊状影，可见不规则形钙化，左肾未见异常。膀胱充盈良好，壁薄厚均匀，其内未见异常密度影，双侧肾上腺大小形态未见异常，前列腺大小形态及密度未见异常。增强扫描各期未见异常强化，双肾灌注及排泄正常（图 7-2-5）。

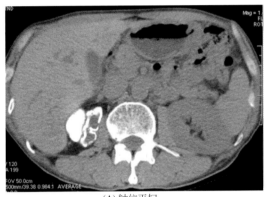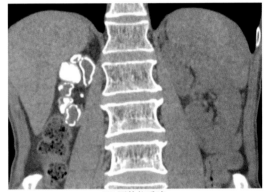

(A) 轴位平扫 　　　　　　　　　　(B) 冠状位重建

图 7-2-5　肾结核伴肾自截

【报告技巧与提示】

① 泌尿系统结核中以肾结核最常见，CT 对显示钙化、无功能肾脏和肾外侵犯情况，优于尿路造影。

② 肾结核主要应与肾脓肿和肾乳头坏死鉴别，肾脓肿少有钙化，脓腔内有特征性气液平面；肾乳头坏死表现为乳头边缘不规则破坏，乳头内多发、米粒大小的含对比剂腔洞，多有止痛类药物滥用、糖尿病、镰状细胞贫血等病史。

六、肾囊肿

【临床线索】

① 单纯性肾囊肿为最常见的肾脏占位性病变，可能为远曲小管和集合管继发性阻塞、扩张，也可为退行性改变。囊肿多位于肾皮质内，少数位于髓质。可单发，也可多发。一般小于 5cm，大者可达 10cm 以上。囊内含有透明浆液，囊壁可发生钙化。单纯性肾囊肿在青年及儿童少见，老年人群中发病率约 30％。随年龄增长，囊肿的数目和大小也增加。本病无明显性别差异。多无症状，多数为影像学检查时偶然发现。若无其他合并症，也不需要治疗。出现并发症时，可有镜下血尿、腹痛、腹部肿块、尿路梗阻等。

② 复合性肾囊肿是指肾囊肿合并出血、感染、钙化、分隔，有人认为还包括某些恶性肿瘤，尤其常见为囊性肾癌、坏死性肿瘤等。复合性肾囊肿约占肾脏肿块的5％。肾脏囊性病变出现囊肿壁不规则增厚、基底部轮廓不规则、囊肿有分隔、囊肿内或囊壁出现钙化、囊内容物 CT 值增高及增强扫描囊肿有强化时，应诊断为复合性肾囊肿，主要应与囊性肾癌鉴别。

③ 肾盂旁囊肿是指起源于肾实质的单纯性囊肿，主要向肾窦内生长。临床症状与病变的部位及大小有关，可有腰部钝痛、血尿、高血压及间歇性尿路感染。囊肿较大或致肾积水者还可以触及腹部包块。囊性病变有时超声误认为是肾盂、肾盏积水扩张，CT 增强扫描可以鉴别。CT 检查可以明确囊肿的大小、数量、与肾盂的关系，以及向肾门内伸展程度等。

【检查方法】

平扫、增强扫描。

【CT 征象】

（1）单纯性肾囊肿

① 呈圆形、水样、均匀低密度区，CT 值多在 0～20Hu。

② 囊内无分隔，边缘光滑，囊肿壁似铅笔线样薄而均匀，肾实质受压呈"鸟嘴样"改变。

③ 增强扫描囊肿无强化。

（2）复合性肾囊肿

① 囊肿壁不规则增厚，常见于囊性肾癌、坏死性肿瘤等。

② 囊肿基底部轮廓不规则。

③ 囊肿分隔：若分隔厚度薄而均匀，数目稀少，与囊壁相连，无局部增厚，一般为良性囊肿，可定期复查。若分隔厚而不规则，数目较多，局部与实性肿块相连，常为恶性病变，如囊腺癌，需手术治疗。

④ 囊肿内或囊壁钙化：若为囊壁或分隔的细而均匀的蛋壳样钙化，不伴随软组织密度肿块或强化，多为良性囊肿，但需定期复查。若囊壁钙化广泛、厚而不均匀或合并囊内钙化，可见于良性或恶性病变，一般需手术探查。若囊肿钙化合并软组织肿块及强化，则多提示为恶性病变，需手术治疗。

⑤ 囊内容物 CT 值增高：复合性肾囊肿 CT 值多在 40～100Hu，以 60～70Hu 者多见，说明囊内液体含有蛋白质、出血或实质性肿瘤组织。若囊肿小于 3cm，呈圆形，边缘光滑锐利，密度均匀，增强扫描无强化，增强后形态无改变，可考虑为良性病变。反之，则多为恶性病变。

⑥ 增强扫描囊肿强化：囊肿较小时，尤其是直径小于 2.0cm 者，由于部分容积效应的影响，可能出现假性强化现象，可定期复查，以除外恶性病变。

（3）肾盂旁囊肿

① 肾门附近边界清晰的均匀低密度圆形肿块，使肾盂、肾盏受压变形和移位，与肾盂之间仅隔一层很薄的膜，CT 值在 20Hu 以下。

② 无增强效应，排泄期扫描，亦无对比剂进入，并可清楚显示受压变形的肾盏和肾盂。

【报告范例】

报告书写：左肾中上极后部见一类圆形低密度灶，边缘光滑锐利，病灶局部向肾外突出，右肾未见异常。膀胱充盈良好，壁薄厚均匀，其内未见异常密度影，双侧肾上腺大小形态未见异常，前列腺/子宫大小形态及密度未见异常。增强扫描左肾中上极病灶各期均未见强化（图 7-2-6）。

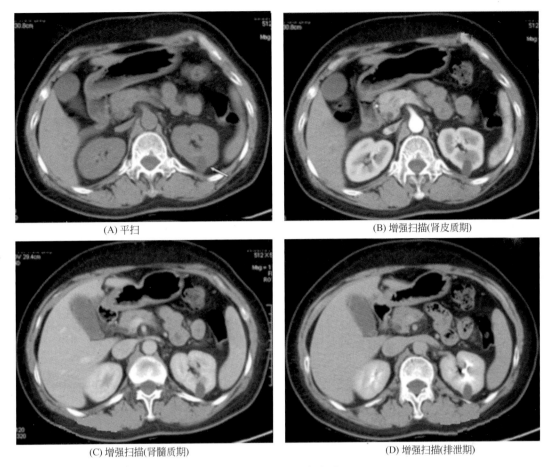

（A）平扫

（B）增强扫描(肾皮质期)

（C）增强扫描(肾髓质期)

（D）增强扫描(排泄期)

图 7-2-6 单纯性肾囊肿

【报告技巧与提示】

单纯性肾囊肿的首选影像学检查方法是超声和 CT，二者一般可提供足够的诊断信息，容易确诊。单纯性囊肿无强化，但有时由于部分容积效应的影响，增强前后 CT 值可相差 10Hu 以上，多为假性增强，尤其见于 2cm 以下的囊肿，不应误为囊肿异常强化。

七、肾血管平滑肌脂肪瘤

【临床线索】

① 肾脏血管平滑肌脂肪瘤为一种错构瘤，其内含有不同比例的脂肪、肌肉和血管组织。肿瘤位于肾脏包膜下或突出于肾周围，可单发，也可多发或双侧发病。

② 本病多见于年轻女性，病变较小时，无临床症状。肿瘤继续增大，可出现占位效应，出现腹部肿块，甚至肿瘤发生出血并累及腹膜后。

【检查方法】

平扫、增强扫描。

【CT 征象】

① 肾脏含脂肪成分的低密度肿块，肿块内偶可有囊变，尤其多见于结节性硬化的病人。

② 增强扫描肿块有强化。

③ 肿块内有钙化或肿块与肾实质边界不规则、不清楚时，应高度怀疑恶变。

④ 肿瘤较大时，肿瘤内部、周围或肾脏周围可见血肿。

【报告范例】

报告书写：右肾中上极正常肾组织结构破坏，可见巨大占位病变，膨胀性生长，密度不均，可见脂肪密度及软组织密度。增强后右肾上极占位病变可见不均匀强化，内部可见紊乱的强化血管影，左肾未见异常。膀胱充盈良好，壁薄厚均匀，其内未见异常密度影，双侧肾上腺大小形态未见异常，前列腺大小形态及密度未见异常（图 7-2-7）。

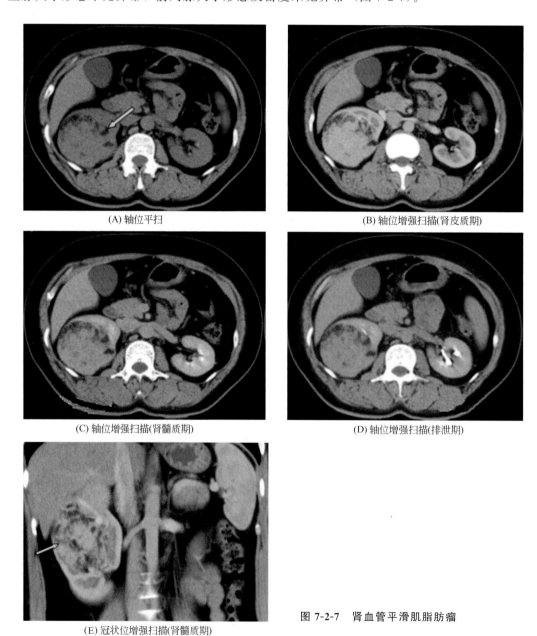

(A) 轴位平扫

(B) 轴位增强扫描(肾皮质期)

(C) 轴位增强扫描(肾髓质期)

(D) 轴位增强扫描(排泄期)

(E) 冠状位增强扫描(肾髓质期)

图 7-2-7　肾血管平滑肌脂肪瘤

【报告技巧与提示】

CT 是诊断肾血管平滑肌脂肪瘤的主要检查方法，典型表现是肾不均质肿块内出现明确的脂肪成分。对于含脂肪量很少的肿瘤，诊断较困难，不易与肾癌鉴别，短期内随访观察有利于鉴别，必要时可行穿刺活检。

八、肾癌

【临床线索】

① 肾细胞癌常简称肾癌，是泌尿系统常见的恶性肿瘤，约占肾全部恶性肿瘤的85％，占全身恶性肿瘤3％左右。肾癌常发生于50～70岁中老年。肾癌多为孤立性，但单侧多发者约占5％，双侧发生者占1％～2％。

② 临床上，有无痛性血尿、红细胞沉降率升高及其他恶性肿瘤的常见全身症状。某些肾癌可产生和分泌一些类激素物质，而于临床上产生相应表现。30％以上的病人无症状，常为超声或CT检查时偶然发现。

【检查方法】

平扫、增强扫描。

【CT征象】

① 平扫主要表现为肾实质内低、等或略高密度肿块，较大肿块密度不均，内可有不规则低密度区，代表坏死、囊变。肿块内有时可见细小钙化。

② 增强扫描肿瘤实质部分发生强化，呈"快进快出"型强化。若肿瘤出现坏死、囊变，坏死囊变区无强化，囊壁则发生强化，呈不规则增厚或结节状改变。

③ 有时肾周筋膜可增厚，但多为炎性反应所致，也可为肿瘤侵犯所致。

④ 肾静脉及下腔静脉瘤栓表现为静脉管径增粗、形态固定不变，平扫呈软组织密度结构，增强扫描呈形态不规则的充盈缺损。

⑤ 恶性肿瘤的其他继发性改变，如主动脉旁和肾蒂周围淋巴结肿大、远隔转移等。

【报告范例】

报告书写：左肾下极见一类圆形等密度影，部分突出肾表面，边界较清晰。右肾未见异常，肾盂、输尿管形态正常，未见阳性结石及积水，膀胱充盈良好，壁薄厚均匀，其内未见异常密度影，双侧肾上腺大小形态未见异常，前列腺/子宫大小形态及密度未见异常。增强后左肾病变肾皮质期可见不均匀强化，肾髓质期及排泄期强化程度低于正常肾实质，肾周脂肪清晰（图7-2-8）。

【报告技巧与提示】

① CT为肾癌检出、定位、定性及分期的主要方法之一。有研究表明，不同组织类型的肾癌强化有所差异：在皮质期，肾透明细胞癌的强化程度明显高于其他类型，且程度与强化的肾皮质类似，而肾乳头状癌的强化程度较低且常为均匀强化；在肾实质期，肿瘤强化程度多明显下降，而显著低于邻近正常的肾实质。

② 少数病人肾癌可多发，CT检查时不应遗漏多发病灶。

③ 直径小于3.0cm的肾癌、囊性肾癌等与肾囊肿合并出血、感染等及肾脏腺瘤有时鉴别困难，短期随访观察有助其鉴别，必要时需穿刺活检。肾癌侵犯肾盂与肾盂癌侵犯肾实质之间的鉴别也较为困难，往往需要行穿刺活检甚至手术才能鉴别。

九、肾盂癌

【临床线索】

肾盂肿瘤中，良性者极少见，主要为恶性肿瘤。肾盂癌的发病高峰年龄为40～70岁，

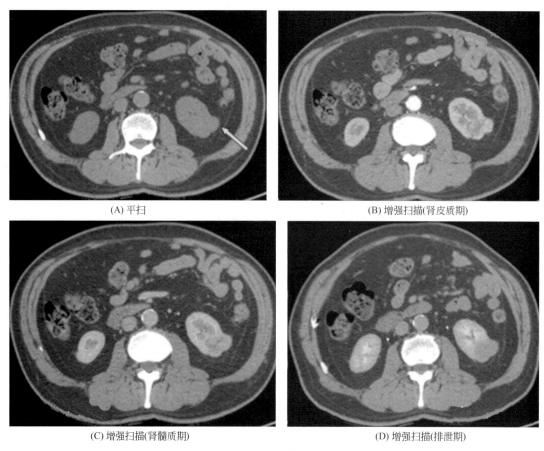

(A) 平扫　　　　　　　　　　　　　(B) 增强扫描(肾皮质期)

(C) 增强扫描(肾髓质期)　　　　　　　(D) 增强扫描(排泄期)

图 7-2-8　肾癌

儿童与青年罕见。典型临床症状是无痛性全程血尿和胁腹部疼痛，大的肿瘤或伴肾积水时可触及肿块。有时，可有泌尿道感染症状。

【检查方法】

　　平扫、增强扫描。

【CT 征象】

　　① 较大肿瘤，平扫于肾窦内可见软组织密度占位；肿瘤较小且未引起梗阻也未累及肾盂周围脂肪，则平扫极易漏诊。

　　② 极少数软组织密度肿瘤内可见斑点状、颗粒状或线条状钙化。

　　③ 若肾盂癌引起肾盂、输尿管梗阻，可以产生肾盂积水的表现。

　　④ 肾盂肿块平扫的 CT 值为 20～45Hu，增强扫描有轻中度强化。

　　⑤ 动态 CT 经常显示移行细胞癌的特征性增强特性，其增强程度较髓质差，但较均匀。

　　⑥ CT 发现肾盂癌后尚应检查有否向输尿管和膀胱转移，有无淋巴结或邻近器官和组织转移。

【报告范例】

　　报告书写：右肾上组肾盏内见软组织密度影伴点状钙化，左肾未见异常，膀胱充盈良好，壁薄厚均匀，其内未见异常密度影，双侧肾上腺大小形态未见异常，前列腺大小形态及密度未见异常。增强后右肾盏内病变皮质期呈不均轻度强化；髓质期强化程度低于肾实质，排泄期右肾上组肾盏内见充盈缺损影（图 7-2-9）。

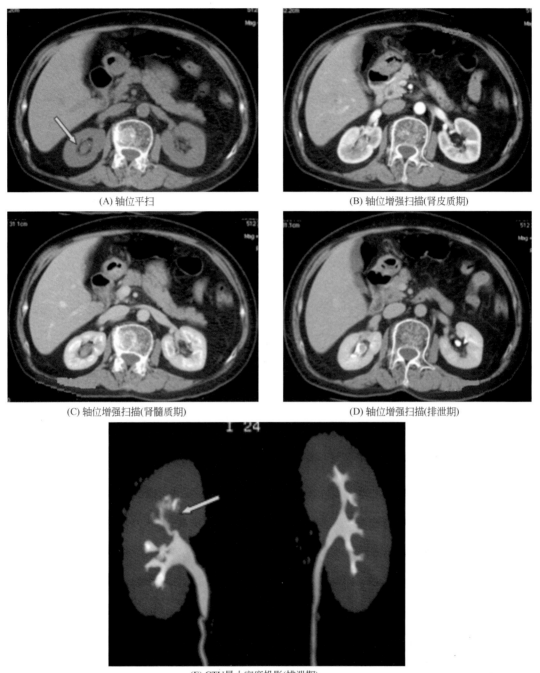

(A) 轴位平扫

(B) 轴位增强扫描(肾皮质期)

(C) 轴位增强扫描(肾髓质期)

(D) 轴位增强扫描(排泄期)

(E) CTU最小密度投影(排泄期)

图 7-2-9　肾盂癌

【报告技巧与提示】

① 肾盂癌直接征象为肾盂肾、盏内肿块，为影像学诊断的主要依据。本病一般不引起肾轮廓的改变，也很少累及肾静脉或下腔静脉，但易引起肾积水。

② 肾盂癌应与肾癌、肾盂内阴性结石及血块鉴别，肾癌可引起肾轮廓改变，5％～10％可有钙化，25％以上可累及肾静脉和/或下腔静脉并伴瘤栓形成，肾癌血供丰富，极少引起

肾积水；阴性结石在CT上呈较高密度、无强化；血块密度较高，变换体位扫描可有移动，短期复查有变化。

十、肾结石

【临床线索】

① 肾结石在泌尿系结石中居首位，易发年龄20～50岁，男多于女。通常为单侧性，约10%为双侧性。结石可为单发或多发。

② 肾结石引起的病理改变主要是梗阻、积水、感染和黏膜损伤。

③ 临床上，肾结石典型症状为疼痛、血尿。其疼痛可为肾绞痛或钝痛，常向下腹部和会阴部放射。血尿多为镜下血尿，较少发生肉眼血尿。如有感染，则出现尿频、尿急、尿痛和脓尿。

【检查方法】

平扫、增强扫描。

【CT征象】

① 平扫示肾盏和/或肾盂内的斑点状或铸型高密度结石。

② 增强扫描早期可鉴别较小肾盂、肾盏结石与肾窦区肾动脉壁钙化影，特别是当病人年龄较大而有动脉壁多处钙化时。

③ 除了发现肾结石外，可观察合并的肾积水和感染性病变。

【报告范例】

报告书写：左肾肾盂内见类三角形高密度小结石，右肾未见异常，输尿管形态正常，未见阳性结石及积水，膀胱充盈良好，壁薄厚均匀，其内未见异常密度影，双侧肾上腺大小形态未见异常，前列腺/子宫大小形态及密度未见异常（图7-2-10）。

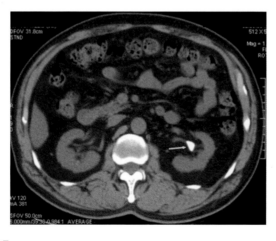

图7-2-10　肾结石

【报告技巧与提示】

① 泌尿系结石是泌尿系常见病。不同成分组的结石的发生率不同，其密度和形态也各不相同。以草酸盐为主的结石最常见，占全部结石的70%～80%，密度高，多为类圆形、椭圆形或星状。磷酸盐为主的结石也是常见类型，常较大，密度高，发生在肾盏、肾盂时可呈鹿角状，小的结石则为圆形或沙粒状。尿酸盐为主的结石常较小，呈圆形或椭圆形，单纯尿酸盐结石密度较低，若为混合性结石，其密度常高低相间，切面上呈分层表现。胱胺酸为

主的结石少见，为小圆形，可多发，密度低。

② 肾结石主要应与髓质海绵肾（双侧肾集合管扩张伴细小钙化）和肾钙质沉着症（双侧性，见于高血钙症和肾小管酸中毒）鉴别，后两者钙化均位于肾锥体处，且为双侧多发性，CT 检查可显示这些特征，通常鉴别不难。

■■■ 第三节　输尿管疾病 ■■■

一、输尿管结石

【临床线索】

输尿管结石也是泌尿系常见结石，绝大多数是由肾结石下移而来，且易停留在生理狭窄处，即输尿管与肾盂连接部、输尿管与髂血管交叉部（骨盆缘处）及输尿管的膀胱入口处。输尿管结石除造成黏膜刺激和引起出血外，尚使其上方尿路发生不同程度的扩张积水。临床上，输尿管结石易发年龄为 20～50 岁，男性多见。主要症状为突发性胁腹部绞痛并向会阴部放射，同时伴有血尿。继发感染时，出现尿急、尿频和尿痛等膀胱刺激症状。当引起明显肾积水时，腹部可能触及肿块。

【检查方法】

平扫、泌尿系统水成像、增强扫描 CTU。

【CT 征象】

① 平扫示输尿管走行区内的高密度影，通常较小，横断面呈点状或结节状，其上下径一般大于横径和前后径。

② 高密度影近端的肾盂、输尿管常有不同程度扩张，并于高密度影处突然截断。

③ 当输尿管结石仅表现为高密度影，而不伴有上方尿路扩张积水时，需行增强延迟扫描，可见平扫的高密度影与强化的输尿管管腔相重合，从而指示其位于输尿管内。

【报告范例】

报告书写：左侧输尿管中上段管腔内见结节状高密度结石，病变以上肾盂输尿管明显扩张积水。膀胱充盈良好，壁薄厚均匀，其内未见异常密度影，双侧肾上腺大小形态未见异常，前列腺/子宫大小形态及密度未见异常（图 7-3-1）。

【报告技巧与提示】

CT 二维及三维重建可以直观显示结石部位和其导致的梗阻积水。CT 平扫及增强扫描可获得较为准确的诊断效果。

二、输尿管癌

【临床线索】

输尿管恶性肿瘤少见，发病率仅为肾盂恶性肿瘤的 1/3～1/2。由于输尿管肿瘤常先导致管腔的压迫或堵塞，而易引起尿路梗阻、肾盂肾炎和尿路结石形成。输尿管癌大多为移行细胞癌，其中又以乳头状癌较为多见。多发生在 50～70 岁，且多位于下 1/3 段。早期症状

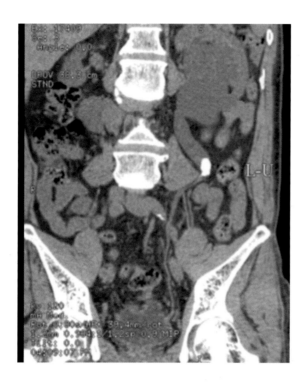

图 7-3-1　输尿管结石（泌尿系统水成像）

多不明显，其后产生血尿、疼痛和可触及的肿块（肾积水）这三个主要症状。其中以间歇性大量血尿最重要，出现也最早。

【检查方法】

平扫、增强扫描。

【CT 征象】

① 输尿管走行区软组织肿块伴近端输尿管和/或肾盂积水扩张。

② 增强扫描早期，可见肿瘤组织有轻至中度强化。

③ 延时扫描，乳头状癌表现为凸入输尿管形成充盈缺损，浸润性癌则表现为局部管壁增厚、管腔变窄。

【报告范例】

报告书写：右侧输尿管中上段管壁增厚，管腔狭窄，其内可见软组织密度影，病变以上右侧肾盂输尿管明显扩张积水，右肾增大，肾实质变薄，增强扫描右肾灌注减低，右侧输尿管病变可见轻度强化，排泄期右侧肾盂输尿管内未见高密度造影剂，右肾实质内另见一类圆形无强化低密度影。左肾未见异常（图 7-3-2）。

【报告技巧与提示】

① 本病首先应与结石引起的积水相鉴别，CT 有助于阴性结石的检出。上 1/3 段输尿管癌应与息肉鉴别，后者发病年龄较轻，好发于上 1/3 段，为长条状充盈缺损，有蒂，管壁光整，无破坏或增厚改变。

② CT 的 MPR 重建能充分显示肿瘤局部与输尿管间的相互关系及其近侧肾盂、输尿管的积水、扩张表现，且能显示输尿管肿瘤对周围的侵犯。

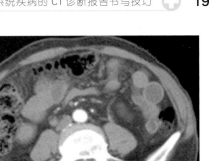

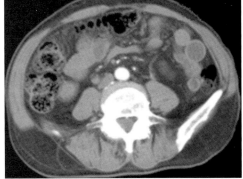

(A) 平扫

(B) 增强扫描(动脉期)

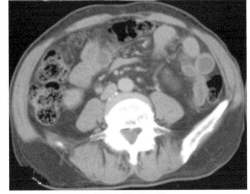

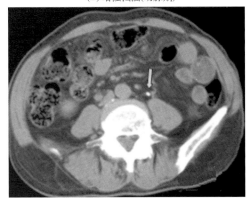

(C) 增强扫描(静脉期)

(D) 增强扫描(延迟期)

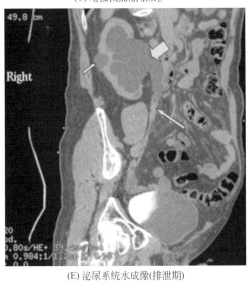

图 7-3-2 输尿管癌

(E) 泌尿系统水成像(排泄期)

■■■ 第四节 膀 胱 疾 病 ■■■

一、膀胱结石

【临床线索】

膀胱结石主要见于男性，多为 10 岁以下儿童或老年人。结石分原发和继发两种，前者形成于膀胱，后者则由肾结石或输尿管结石下行而成。临床表现排尿疼痛、尿流中断、尿频、尿急和血尿等。当结石梗阻膀胱出口时，可致上方尿路扩张积水，膀胱壁增厚形成小梁，也可发生假性憩室。

【检查方法】

平扫、增强扫描。

【CT征象】

膀胱腔内单发或多发致密影，典型者可显示同心圆状改变。

【报告范例】

报告书写：膀胱充盈尚可，壁未见明显增厚，其内见一椭圆形高密度结石。盆腔未见肿大淋巴结。扫描范围内肠道未见明显异常（图7-4-1）。

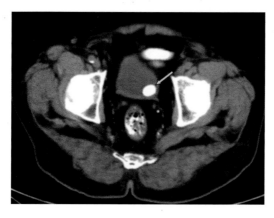

图7-4-1 膀胱结石

【报告技巧与提示】

CT能准确显示膀胱结石，但不作为常规检查方法。膀胱结石应与血块、肿瘤、输尿管壁内段结石鉴别，根据其密度、增强表现、俯卧位扫描有助于鉴别。

二、膀胱癌

【临床线索】

膀胱移行细胞癌为常见的膀胱恶性肿瘤，病因不明，肿瘤源于移行上皮细胞，约80％位于膀胱三角区和膀胱底部。膀胱移行细胞癌多发生于50～70岁，男女之比约为3∶1。主要临床表现为间断性肉眼血尿及膀胱炎。进展期，由于肿瘤引起肾积水，还可出现耻骨上方疼痛和腹痛。直肠和阴道指诊时，可触及肿块。尿液中可发现癌细胞和红细胞。

【检查方法】

CT平扫、增强扫描。

【CT征象】

① 平扫示膀胱内乳头状、菜花状肿瘤，多发常见，邻近膀胱壁增厚，偶可发生钙化。

② 增强扫描示增厚的膀胱壁及突入膀胱内的肿块在早期发生强化，延时扫描膀胱肿瘤在膀胱内对比剂的衬托下呈充盈缺损改变。

③ 肿瘤可浸润并突破膀胱壁，侵犯周围组织并可在局部形成肿块，使得膀胱轮廓不规则，膀胱周围脂肪间隙消失。

④ 盆腔内淋巴结增大，当其任何径线大于1.0cm时，则应高度怀疑为转移。

⑤ 输尿管开口受累及后，可见输尿管和肾盂积水、扩张。

⑥ 骨转移多表现为溶骨性破坏。

【报告范例】

报告书写：膀胱左后壁见一分叶状软组织密度影，其内见点状钙化，该病变与膀胱壁分界不清，向膀胱腔内突出，增强扫描可见轻中度强化，延迟期膀胱左后壁病变处见充盈缺损（图 7-4-2）。

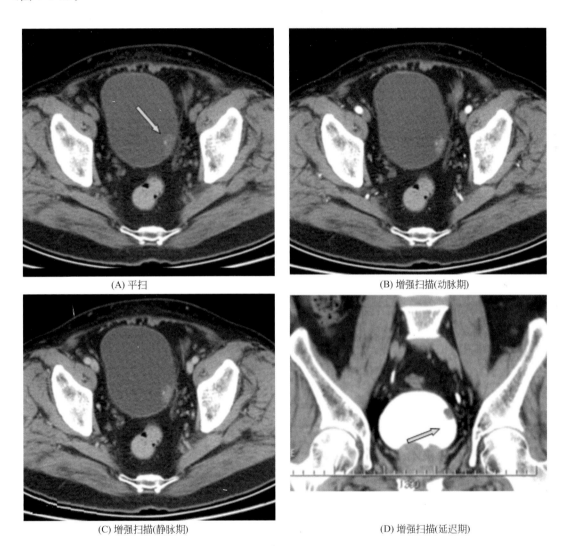

(A) 平扫

(B) 增强扫描(动脉期)

(C) 增强扫描(静脉期)

(D) 增强扫描(延迟期)

图 7-4-2 膀胱癌

【报告技巧与提示】

膀胱移行细胞癌需与腺性膀胱炎、前列腺增生、膀胱结石或血块等疾病鉴别。腺性膀胱炎以膀胱三角区及膀胱颈部最常见，膀胱造影亦可显示充盈缺损。前列腺增生多从膀胱尿道交界处突向膀胱，形成光滑的压迹。根据病变密度及其可移动性，膀胱结石或血块一般不难与膀胱癌鉴别。此外，膀胱癌与少见的非上皮性肿瘤，如淋巴瘤、平滑肌瘤等，也不易鉴别，此时行膀胱镜检查并结合活检可明确诊断。

■■■ 第五节 肾上腺疾病 ■■■

一、肾上腺皮质增生

【临床线索】

肾上腺皮质增生是库欣综合征最常见的病因，占 70％～85％，可见于任何年龄的男女，最常见于中年女性。典型表现为向心性肥胖、满月脸、皮肤紫纹、毛发多、月经不规律等。

【检查方法】

平扫、增强扫描。

【CT 征象】

① 双侧肾上腺弥漫性增大，侧肢厚度大于 10mm 和/或面积大于 150mm^2，增大肾上腺的密度和外形通常保持正常。在少数病例中，增大肾上腺边缘可有一些小结节影，称为结节型肾上腺增生。

② 约 16.7％的肾上腺皮质增生 CT 表现无异常。

③ CT 值：83.3％与肾上腺密度相等，12.5％略高于肾上腺，4.2％略低于肾上腺。

【报告范例】

报告书写：双肾大小形态、密度未见异常，肾盂、输尿管形态正常，未见阳性结石及积水，膀胱充盈良好，壁薄厚均匀，其内未见异常密度影，左肾上腺内侧支增粗，未见肿块影，余双侧肾上腺大小形态及密度未见异常。子宫大小形态及密度未见异常（图 7-5-1）。

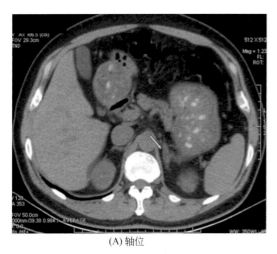
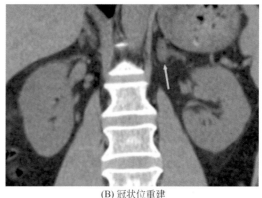

(A) 轴位　　　　　　　　　　　　　　　　(B) 冠状位重建

图 7-5-1　肾上腺皮质增生

【报告技巧与提示】

在肾上腺皮质增生所致的原发性醛固酮增多症病人中，CT 表现有多种可能性。

① 显示双侧肾上腺增大，可确诊为肾上腺皮质增生。

② 发现双侧肾上腺多发性小结节，此时，依据实验室检查高度提示为特发性醛固酮增多症，也能明确为双侧肾上腺皮质增生。

③ 发现单个或两个肾上腺小结节，应注意与单发性或多发性肾上腺皮质腺瘤鉴别，但较困难，实验室卧立体醛固酮水平测定有助其鉴别。

④ 检查显示双侧肾上腺正常，并不能除外皮质增生，因为球状带仅占肾上腺皮质的 10％～15％，不显著的增生很难造成肾上腺大小或形态改变。

二、原发性醛固酮增多症

【临床线索】

原发性醛固酮增多症，是由于肾上腺皮质病变过多地产生和分泌醛固酮所致，醛固酮导致水钠潴留，血容量增加而产生高血压，占高血压病人的 0.5％～2％。临床上，原发性醛固酮增多症发病峰值年龄为 20～40 岁，女性多于男性，男女比例约为 1∶3。临床表现为高血压、肌无力和夜尿增多。

【检查方法】

平扫、增强扫描。

【CT 征象】

主要介绍肾上腺皮质腺瘤。

① 单侧肾上腺孤立性类圆形或椭圆形小肿块，偶为双侧性或单侧多发性。

② 肿块密度均一，由于富含脂质，常常近于水样密度。

③ 增强扫描肿块呈轻度强化，动态增强扫描表现为肿块快速强化和迅速廓清。

【报告范例】

报告书写：双肾大小形态、密度未见异常，肾盂、输尿管形态正常，未见阳性结石及积水，膀胱充盈良好，壁薄厚均匀，其内未见异常密度影，左肾上腺见一椭圆形稍低密度肿块影，其内可见脂肪密度，病变边缘光滑清晰。前列腺大小形态及密度未见异常。增强扫描动脉期左侧肾上腺病变边缘轻度强化。静脉期及延迟期病变轻度均匀强化（图 7-5-2）。

【报告技巧与提示】

实验室检查示血和尿中醛固酮水平增高、血钾减低和肾素水平下降。其中，立卧位血浆醛固酮水平测定有助于 Conn 腺瘤与增生鉴别。

三、嗜铬细胞瘤

【临床线索】

嗜铬细胞瘤起源于交感神经，产生和分泌儿茶酚胺。肾上腺髓质是嗜铬细胞瘤的主要发生部位，占全部嗜铬细胞瘤的 90％ 左右。嗜铬细胞瘤可发生在任何年龄，峰值为 20～40 岁。典型临床表现为阵发性高血压、头痛、心悸、多汗和皮肤苍白，发作数分钟后症状缓解。

【检查方法】

CT 平扫、增强扫描。

【CT 征象】

（1）肾上腺嗜铬细胞瘤

① 一侧肾上腺较大圆形或椭圆形肿块，偶为双侧性。直径常为 3～5cm，但也可较大，甚至达 10cm 以上。

② 较小肿瘤密度均一，类似肾脏密度；较大肿瘤常因陈旧性出血、坏死而密度不均，

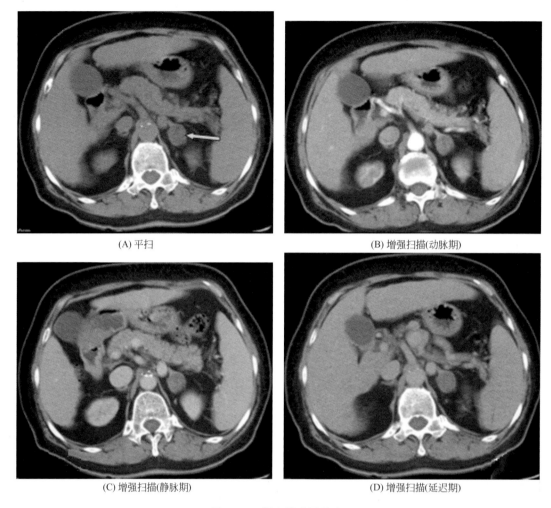

(A) 平扫

(B) 增强扫描(动脉期)

(C) 增强扫描(静脉期)

(D) 增强扫描(延迟期)

图 7-5-2　肾上腺皮质腺瘤

内有单发或多发低密度区，甚至呈囊性表现。

③ 少数肿瘤的中心或边缘可见点状或弧线状钙化。

④ 增强扫描，肿瘤实体部分明显强化，廓清缓慢，其内低密度区无强化。

（2）肾上腺外嗜铬细胞瘤

① 腹主动脉旁、髂血管旁、膀胱壁或纵隔内等部位的类圆形或椭圆形肿块。直径为1cm至数厘米，其中发生在膀胱壁的肿瘤常较小。

② 肿瘤多呈均一软组织密度，少数较大肿瘤的中心可有低密度区。

③ 增强扫描，如同肾上腺嗜铬细胞瘤，肿瘤的实体部分表现为快速、显著和较长时间的强化。

【报告范例】

报告书写：右侧肾上腺区及右肾前内侧可见一巨大软组织密度影，其内密度不均，边缘较光滑清晰，以等密度为主，并可见更低密度影及斑点状钙化，右肾受压移位。左肾及肾上腺未见异常。增强扫描右侧肾上腺病变不均匀强化，其内液化坏死区无强化（图 7-5-3）。

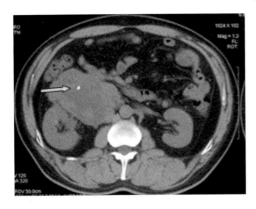

(A) 平扫

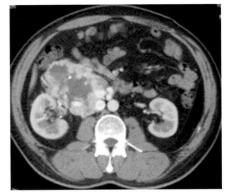

(B) 增强扫描(动脉期)

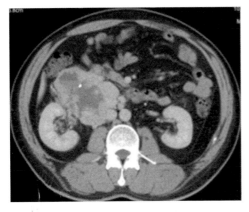

(C) 增强扫描(静脉期)

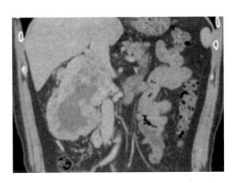

(D) 增强扫描(延迟期)

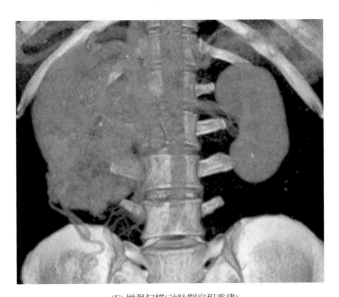

(E) 增强扫描(动脉期容积重建)

图 7-5-3 嗜铬细胞瘤

第六节　前　列　腺

一、前列腺增生症

【临床线索】

前列腺增生症是老年性疾病，其病因与性激素平衡失调有关。40岁以前很少发生，50岁以后发病率逐年增高。前列腺增生病变起源于中央区及移行区，尤其是后尿道旁区的腺组织、结缔组织及平滑肌组织。临床表现为尿频、尿急，早期常排尿次数增多，尤其是夜尿。排尿困难表现为尿流逐渐变细，并有中断，可发生尿潴留、充盈性尿失禁，伴不同程度肾积水，最后可发展为肾功能衰竭。有时会出现血尿，成为该病的主要危害。

【检查方法】

平扫、增强扫描。

【CT征象】

① 前列腺超过耻骨联合上方20～30mm，呈球形或椭圆形扩大，中央沟变浅或消失，两侧对称，边缘光滑，密度多均匀。

② 前列腺内常见点状或其他形状钙化，前列腺周围脂肪间隙清晰，精囊三角正常。

③ 前列腺增生常向上推移、挤压膀胱底部，形成'双叶'征象，有时明显突入膀胱。

④ 前列腺增生的间接改变，如膀胱憩室、精囊病变及不同程度的双侧上尿路积水扩张。

【报告范例】

报告书写：双肾大小形态、密度未见异常，肾盂、输尿管形态正常，未见阳性结石及积水，膀胱充盈良好，壁薄厚均匀，其内未见异常密度影，双侧肾上腺大小形态未见异常，前列腺体积增大，以向上增大为主，可见向上突入膀胱，前列腺中央沟变浅（图7-6-1）。

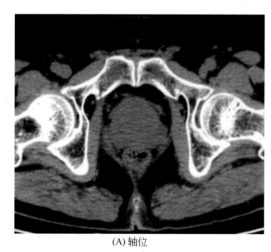
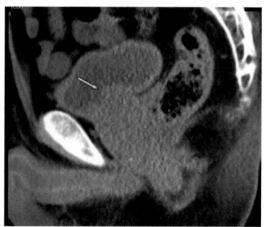

(A) 轴位　　　　　　　　　　　　　(B) 矢状位

图 7-6-1　前列腺增生症

【报告技巧与提示】

① 前列腺增生常向上推移、挤压膀胱底部，有时明显突入膀胱，似膀胱内肿块，无论膀胱造影或CT检查均易和膀胱肿瘤或血凝块混淆，此时膀胱壁应是均匀完整的。

② 由于 CT 不能区别前列腺中央区、移行区和周围区等内在结构，故其对前列腺增生和Ⅰ期、Ⅱ期前列腺癌的鉴别有很大的限度。CT 主要应用于前列腺增生症术前前列腺大小的评价及非外科手术治疗后前列腺大小的随访。

二、前列腺癌

【临床线索】

前列腺癌发病有明显的地区和种族差异，我国发病率较低，但随着人口老龄化、平均寿命增长、生活和环境的改变，前列腺癌的发病率会有明显提高。早期多无症状，也可有与前列腺增生相似的症状。有时可有镜下或肉眼血尿。晚期出现腰椎或骶部疼痛、膀胱区或阴茎疼痛、直肠或会阴部疼痛，并可有便秘、消瘦、乏力和进行性贫血。

【检查方法】

平扫、增强扫描。

【CT 征象】

① 前列腺内密度稍低的癌结节，或前列腺轮廓出现轻度隆起。

② 当前列腺癌累及整个腺体后突破包膜，侵犯邻近结构时，前列腺明显增大，密度不均匀，轮廓不规则，最常侵犯精囊，精囊三角变钝或消失，两侧明显不对称。

③ 肿块可通过尿道黏膜累及膀胱，也有部分病例直肠可受到直接侵犯。

④ 前列腺癌淋巴结转移一般首先累及附近的膀胱组、髂组及闭孔组等淋巴结，继而转移到髂内、髂外、腹主动脉旁和纵隔组淋巴结，少数可转移到颈部和腋部淋巴结。

⑤ 骨转移以骨盆、腰椎、股骨和肋骨多见，可表现为成骨型、溶骨型和混合型。

【报告范例】

报告书写： 双肾大小形态、密度未见异常，肾盂、输尿管形态正常，未见阳性结石及积水，膀胱充盈良好，壁薄厚均匀，其内未见异常密度影，双侧肾上腺大小形态未见异常。前列腺形态不规则增大，边界不光滑，其边缘见点状钙化，周围脂肪间隙模糊，可见多发肿大淋巴结，邻近膀胱受压，直肠壁局部增厚（图 7-6-2）。

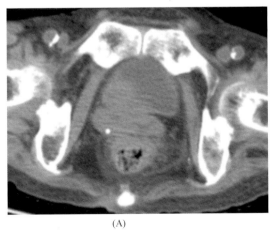
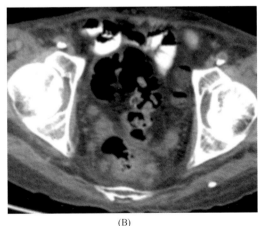

(A)　　　　　　　　　　　　　　　　(B)

图 7-6-2　前列腺癌

【报告技巧与提示】

由于癌组织与正常腺组织间缺乏密度差异，CT 无法从密度上来确定肿块的有无，从大小轮廓上也难与前列腺增生鉴别。所以，CT 一般不作为前列腺癌的初诊手段。CT 不能鉴别前列腺内在结构，显示周围器官受侵犯的能力不如 MRI。

■■■ 第七节 子 宫 ■■■

一、子宫平滑肌瘤

【临床线索】

子宫平滑肌瘤（子宫肌瘤）是女性生殖器官中最常见的良性肿瘤。多见于 30～50 岁年龄组，占 50％～60％，尤以不孕妇女为多。子宫肌瘤的病因尚不清楚，有报道认为与过多的雌激素刺激有关。月经过多、月经持续时间延长、间隔时间缩短或不规则阴道流血，是子宫肌瘤的主要症状。个别子宫平滑肌瘤可恶变成子宫平滑肌肉瘤，恶性率变极低（约 0.5％）。如原肌瘤病灶突然增大或绝经后子宫扩大提示恶变可能。然而妊娠和使用避孕药也可使病灶突然增大。

【检查方法】

平扫、增强扫描。

【CT 征象】

① 子宫增大及轮廓变形。

② 子宫肌瘤一般界限清楚，密度均匀，和正常肌层相比较可呈等密度、低密度或高密度，后一种情况少见。周围脂肪层存在，可伴斑点状、条状或不规则钙化。

③ 静脉注射造影剂后肌瘤常和正常子宫肌层一样显著增强，甚至高于子宫肌层。

④ 宫腔变形。

【报告范例】

报告书写：双肾大小形态、密度未见异常，肾盂、输尿管形态正常，未见阳性结石及积水，膀胱充盈良好，壁薄厚均匀，其内未见异常密度影，双侧肾上腺大小形态未见异常。子宫左后壁见类圆形等密度影向外突出，边缘光滑，与正常子宫界限不清，周围脂肪间隙未见异常。增强后子宫左后壁病变可见轻度强化，静脉期强化程度略低于正常子宫组织，宫腔受压右移，宫腔内见 T 型高密度节育器（图 7-7-1）。

【报告技巧与提示】

① 若无子宫轮廓改变，小的等密度肌瘤可能漏诊。

② 浆膜下肌瘤可见自子宫向外突出的实质性肿块，带蒂肌瘤或者阔韧带肌瘤在某些切面显示肿块完全和子宫分离，判断肿块起源时需注意，如伴液化、坏死，则常和附件肿块混淆。

③ 子宫肌瘤可同时伴发宫颈癌和宫体癌。一些子宫肌瘤如继发玻璃样变、液化、坏死或感染可类似原发的宫颈癌和宫体癌。肌瘤的梗死和出血也极似宫体癌的 CT 表现。

二、宫颈癌

【临床线索】

宫颈癌是女性生殖器官中最常见的恶性肿瘤，也是女性恶性肿瘤中最多见的一种。以 35～55 岁多见，20 岁以前极少发病，60 岁以后发病率也有所下降。接触性出血是早期宫颈

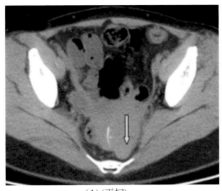
(A) (平扫)

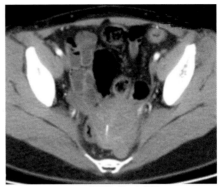
(B) 增强扫描(动脉期)

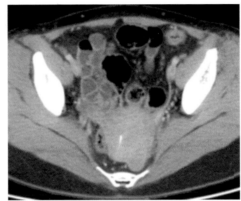
(C) 增强扫描(静脉期)

图 7-7-1 子宫平滑肌瘤

癌的主要症状，癌肿侵犯神经或大血管可引起剧烈疼痛，侵犯膀胱后出现血尿和脓尿，侵犯直肠出现便血，压迫肠道可发生大便困难甚至肠梗阻。

【检查方法】

平扫、增强扫描。

【CT 征象】

（1）一般征象

① 宫颈扩大，见直径大于 3.5cm 的实质性软组织肿块。

② 约 50％宫颈肿块内可见低密度区（坏死或溃疡）。

③ 宫颈癌早期局限于宫颈，晚期则侵犯子宫及宫旁组织，表现为由子宫向外伸出的不规则形、三角形或分叶状软组织影。也常侵犯膀胱和直肠。

④ 肿块可阻塞宫颈管内口，形成子宫积水、积血或积脓。

（2）放疗后改变

① 双侧宫旁呈特征性胡须样改变或宫旁模糊阴影，无盆腔侧壁改变。

② 直肠旁筋膜增厚，骶尾前间隙和膀胱壁或直肠壁增厚。

③ 盆腔脂肪密度增高及盆腔入口处小肠袢增厚。

④ 放疗后产生的盆腔纤维化改变需与肿瘤复发鉴别，前者一般仅见于宫旁，而复发常有盆腔和腹膜后多处转移。对纤维化改变和肿瘤复发的鉴别，CT 有一定限度。

（3）宫颈癌复发改变

① 局部复发一般局限于盆腔，且常居中线，表现为膀胱与直肠间软组织肿块，可为均匀实质性或有低密度坏死区。

② 常浸润盆壁的闭孔内肌、梨状肌和髂腰肌，压迫或侵犯邻近器官。

③ 盆腔、后腹膜及纵隔淋巴结转移以及肝、肺、骨骼转移比较常见。

【报告范例】

报告书写：双肾大小形态、密度未见异常，肾盂、输尿管形态正常，未见阳性结石及积水，膀胱充盈良好，壁薄厚均匀，其内未见异常密度影，双侧肾上腺大小形态未见异常。子宫颈体积明显增大，可见软组织肿块，前方推挤膀胱，左侧盆壁肌肉见不均匀密度肿块。增强后宫颈部病变可见明显不均匀强化，左侧盆壁肿块可见不均匀强化，中心见无强化液化坏死区（图 7-7-2）。

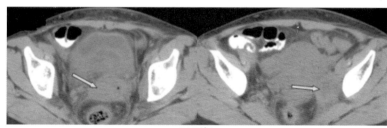

(A) 平扫

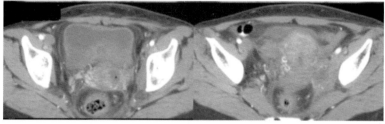

(B) 增强扫描(动脉期)

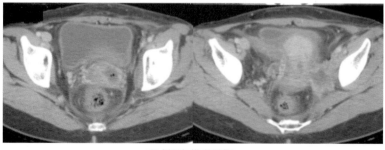

(C) 增强扫描(静脉期)

图 7-7-2　宫颈癌

【报告技巧与提示】

① 宫颈癌各期 CT 诊断标准。

a. Ⅰ期：宫颈周缘完整，未见宫旁软组织肿块或条状影；输尿管周围脂肪间隙存在。

b. Ⅱₐ：宫颈侧缘不规则或模糊；明显宫旁软组织条影，盆腔输尿管旁密度增高影和（或）软组织肿块，致其周围脂肪层消失，偏心分布软组织肿块。

c. Ⅱ_b：有盆腔侧壁受侵，表现为宫旁融合性或不规则条状软组织影，在侧缘侵犯闭孔内肌，后侧缘累及梨状肌。CT 如显示盆腔淋巴结肿大及肾盂积水亦为Ⅱ_b 期。

d. Ⅲ期：累及膀胱和直肠，膀胱或直肠旁脂肪层消失伴不对称性膀胱壁或直肠壁增厚；可见膀胱壁或直肠壁结节状或锯齿状压迹；腔内肿块，膀胱阴道瘘形成。

e. Ⅳ期：盆腔淋巴结肿大伴腹股沟、腹膜后淋巴结肿大，或其他实质脏器转移。

f. CT 分期最主要的目的是鉴别肿块局限于宫颈还是超过宫颈范围侵犯邻近结构及远处转移。

② 宫颈癌的早期诊断依赖于宫颈涂片和活检。CT 的主要作用在于分期和了解手术或放疗后有否复发。

第八节　卵　巢

一、卵巢囊肿

【临床线索】

卵巢囊肿有多种类型，包括单纯性囊肿和功能性囊肿，后者可为滤泡囊肿、黄体囊肿和黄素囊肿等。多数囊肿为单侧性，部分可为双侧性。囊中大小不等，多为单房性、壁薄、无分隔。然而，多囊性卵巢为双侧性，且呈周边分布多发小囊，代表未排的卵泡，为下丘脑无周期性活动所致。临床上，卵巢囊肿多无症状，功能性者可有月经异常，多囊性卵巢表现为多毛和不孕。

【检查方法】

平扫、增强扫描。

【CT 征象】

① 功能性囊肿：滤泡囊肿为一侧或两侧卵巢区的类圆形或多数集合的表面光滑的囊性低密度灶，壁很薄，无实性部分。增强扫描病灶无强化。黄体囊肿的体积可稍大于滤泡囊肿，合并出血时密度升高。

② 多囊卵巢综合征：双侧卵巢明显增大。增强扫描可见多数小囊状低密度区。

③ 腹膜包裹性囊肿：沿盆壁或肠管走行的形态不规则的囊性低密度区，囊壁较厚，可强化。

④ 子宫内膜异位囊肿：盆腔囊性低密度灶，壁薄或厚薄不均，多房性，由于出血时期不同密度可不均匀，边缘常不规整，与子宫或周围有粘连。如近期有出血可见分层现象。

【报告范例】

报告书写：双肾大小形态、密度未见异常，肾盂、输尿管形态正常，未见阳性结石及积水，膀胱充盈良好，壁薄厚均匀，其内未见异常密度影，双侧肾上腺大小形态未见异常。子宫右前方附件区见类圆形囊状低密度影，壁薄，边界光滑清晰，增强扫描可见囊壁轻度强化，囊内无强化（图 7-8-1）。

【报告技巧与提示】

卵巢功能性囊肿等瘤样病变主要需要和卵巢囊性肿瘤鉴别。两者的鉴别主要看囊肿的大小、形态、有无间隔及临床经过等。

① 功能性囊肿一般为单房、薄壁、无间隔及无实性部分，囊肿一般小于 5cm，经临床观察常可自行消退或缩小。

② 若囊肿为多数小囊肿的聚合，即使是体积较大，也应考虑为潴留性囊肿。

③ 即使囊肿较小，若有实质成分、间隔也应高度怀疑为肿瘤性病变。若一个囊肿直径

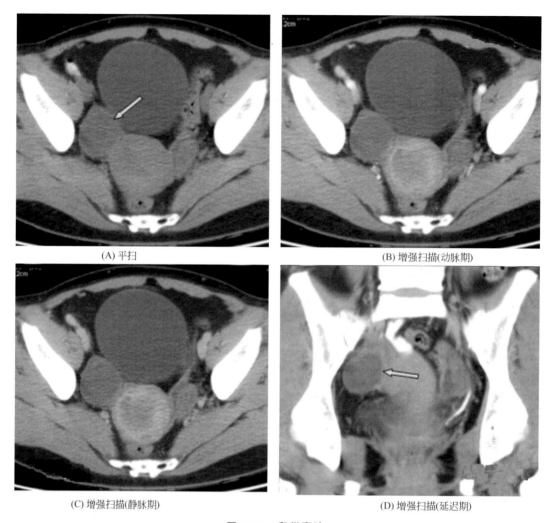

(A) 平扫

(B) 增强扫描(动脉期)

(C) 增强扫描(静脉期)

(D) 增强扫描(延迟期)

图 7-8-1　卵巢囊肿

超过 5cm（除既往有过盆腔手术史或妊娠期），即使无实质成分和间隔也应首先怀疑为肿瘤性病变。

二、卵巢囊腺瘤

【临床线索】

　　① 浆液性囊腺瘤和黏液性囊腺瘤占卵巢原发肿瘤的 25% 左右，左右两侧卵巢均可发生，双侧发生率约为 15%；有时浆液性囊腺瘤和黏液性囊腺瘤同时存在。浆液性囊腺瘤可单房或多房，黏液性囊腺瘤大多为多房。发生年龄绝大多数为 20～50 岁。

　　② 临床症状有腹部不适或隐痛、腹部包块、消化不良等，少数可伴有月经紊乱，浆液性囊腺瘤患者有时可出现腹水。

【检查方法】

　　CT 平扫、增强扫描。

【CT 征象】

　　① 浆液性囊腺瘤和黏液性囊腺瘤 CT 平扫一般表现为一侧或两侧卵巢区薄壁、外缘光

滑的单房或多房囊性病变，液体的密度接近水。囊壁及间隔均较薄且规整，厚度一般＜3mm。偶可见实性壁结节。

② 浆液性囊腺瘤多数以双侧、单房囊肿为特点，体积较黏液性囊腺瘤小，囊内密度低，较均匀，有时可见钙化。

③ 黏液性囊腺瘤常为单侧、多房，体积较大；囊内密度较浆液性囊腺瘤高，各房内密度常不均匀。

④ 增强扫描：肿瘤囊壁和壁结节可见强化。

【报告范例 1】

　　报告书写：中下腹部见巨大囊实性占位，以囊性成分为主，囊壁光滑，偏下方壁厚，见少量实质成分，增强扫描肿物实质成分、囊壁可见强化，囊壁光滑，囊内成分未见强化改变（图 7-8-2）。

【报告范例 2】

　　报告书写：中下腹部见巨大囊实混合性占位病变，以囊性成分为主，其内可见分隔，囊壁及分隔光滑，偏下方见少量实质成分，增强扫描肿物实质成分、囊壁、分隔可见强化，囊内成分未见强化改变（图 7-8-3）。

【报告技巧与提示】

① 黏液性囊腺瘤和浆液性囊腺瘤可以混合存在。

② 需与以下疾病鉴别诊断。a. 功能性或潴留性囊肿：一般体积小于 5cm，壁薄，无间隔；或多个小囊肿堆积在一起；无实质成分。b. 囊性畸胎瘤：其内常见脂肪、骨或钙化。c. 卵巢转移瘤：转移瘤常为实性，且呈双侧性。

三、卵巢癌

【临床线索】

　　卵巢癌是卵巢最常见的恶性肿瘤，主要为浆液性囊腺癌和黏液性囊腺癌，而其他类型卵巢癌均少见。其中浆液性囊腺癌最为多见，占全部卵巢恶性肿瘤的 40%～60%，双侧者约 5%，其中绝大多数是由浆液性囊腺瘤恶变而来。

　　临床上，多数患者早期无症状或症状轻微，就诊时往往已有盆腔广泛转移。卵巢恶性肿瘤播散主要通过肿瘤表面细胞种植和淋巴转移，血行播散少见。

【检查方法】

　　CT 平扫、增强扫描。

【CT 征象】

① 盆腔实性、囊性或囊实性肿块，肿块大小不等，一般大于 5cm，大者可占据整个盆腔或在下腹部，肿块越大越应警惕恶性的可能。囊壁或分隔的厚度超过 3mm，厚薄不均，或见壁结节或实质肿块。肿块内实质成分越多恶性的可能越大。肿块边缘不清晰，且不规则，少数可见钙化；肿块可与子宫分界不清。增强扫描时，实质成分可强化或不规则强化，有时可见增粗的扭曲血管。

② 腹水：约 30% 的病例可出现腹水，卵巢癌的腹水是癌性腹水，CT 值可偏高，有的甚至大于 60Hu。

③ 大网膜转移：典型表现为大网膜扁平如饼状软组织肿块。肿块密度不均，边界不规则，与周围组织界限不清。有时也可呈团块状。

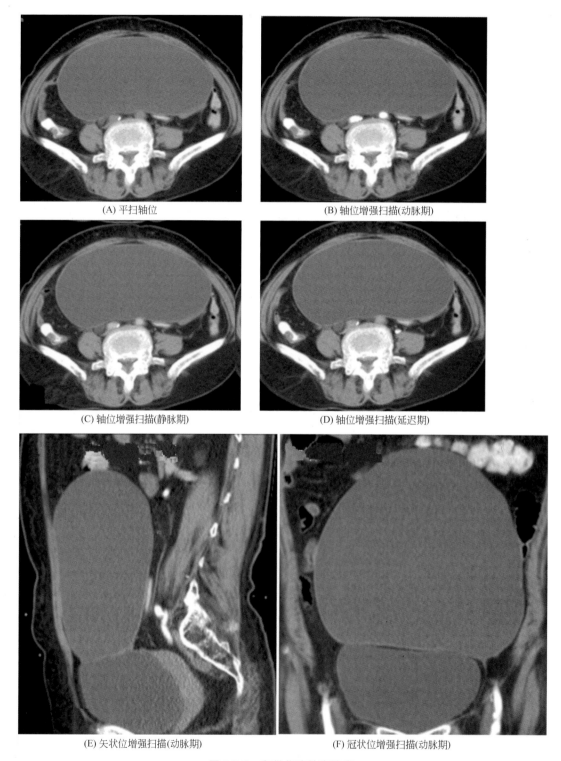

(A) 平扫轴位

(B) 轴位增强扫描(动脉期)

(C) 轴位增强扫描(静脉期)

(D) 轴位增强扫描(延迟期)

(E) 矢状位增强扫描(动脉期)

(F) 冠状位增强扫描(动脉期)

图 7-8-2　卵巢浆液性囊腺瘤

④ 淋巴结转移：主要见于主动脉旁淋巴结，其次为髂内和髂外淋巴结，增强扫描显示更明确。

⑤ 肝转移：约 12.5% 的病例可见肝转移。表现为肝内类圆形低密度区，一般边缘清但

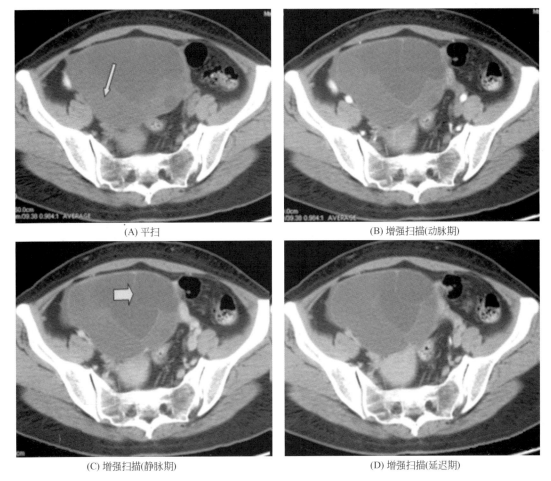

(A) 平扫   (B) 增强扫描(动脉期)

(C) 增强扫描(静脉期)   (D) 增强扫描(延迟期)

图 7-8-3 卵巢黏液性囊腺瘤

不锐利，多发或单发，增强扫描呈环形强化。

⑥ 其他转移：少数病例可出现骨转移，一般为溶骨型骨质破坏。个别病例可见肾上腺转移。

⑦ 浆液性囊腺癌：肿物大，约半数可超过 15cm。肿瘤为囊实性，单房或多房，囊壁厚薄不均，内有乳头状壁结节或肿块。可为双侧性，常出现大量腹水及腹膜种植。

⑧ 黏液性囊腺瘤：囊性肿瘤巨大，常为多房性，囊壁厚薄不等，囊内可见大小不等的实质肿块或壁结节，少数可以实质成分为主。囊内容物密度可高于浆液性囊腺癌。肿瘤破裂可产生腹膜假性黏液瘤，表现为腹腔内包裹成团的低密度肿物，位于肝表面者可压迫肝脏使其轮廓呈波浪状。

⑨ 子宫内膜样癌：肿物大部分或完全为实性，常有出血、坏死和囊变。可与发生于子宫的子宫内膜癌并存。

⑩ 透明细胞癌：主要呈囊性，典型表现为囊壁上有单个或多个结节的单房囊性肿物。常合并子宫内膜异位囊肿，也可继发于子宫内膜异位囊肿。增强扫描囊壁和结节可见强化。

【报告范例】

报告书写：子宫左后方附件区见一卵圆形软组织密度肿块影，其内密度较均匀，子宫受压前移。肠管周围及道格拉斯腔内可见大量液性密度影。增强扫描示左侧附件区肿块呈轻中度强化，强化程度低于子宫（图7-8-4）。

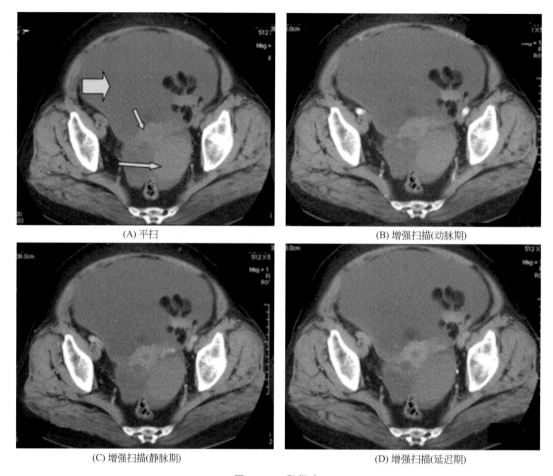

(A) 平扫

(B) 增强扫描(动脉期)

(C) 增强扫描(静脉期)

(D) 增强扫描(延迟期)

图 7-8-4　卵巢癌

【报告技巧与提示】

卵巢恶性肿瘤主要与以下疾病鉴别诊断。

① 子宫内膜异位囊肿：由于异位的子宫内膜反复出血粘连及纤维化等改变，有时在CT影像上与卵巢癌不易鉴别。

② 盆腔炎性肿块：由于盆腔或附件的慢性炎症导致粘连和包裹积液，有时被误认为卵巢癌。炎性包块多形态不规则，与周边组织明显粘连或牵拉，界限不清，并有相关病史。

第八章

骨与关节
CT 诊断报告书写技巧

第一节　骨与关节读片基础

一、CT 的应用价值与限度

对于大部分骨关节疾病，CT 并不是首选的影像学检查方法。CT 的软组织分辨率不高，对于软骨、韧带、肌腱、脊髓和肌肉等软组织的显示效果无法与 MRI 相比。而 CT 的空间分辨率不如 X 线片，尽管 16 层以上多层螺旋 CT 的 MPR、SSD、VRT 等重建技术可以弥补，但其性价比及辐射剂量方面都处于劣势。CT 的密度分辨率较高，其横断面及三维重建成像避免了影像解剖结构的重叠，对于解剖结构复杂部位或软组织病变的显示仍然具有重要的价值，如显示脊柱、骨盆、颅底、肩关节、骶尾骨、颞下颌关节、手足掌跖骨等部位的病变情况。上述部位的创伤性病变及关节稳定性的术前评估均是 CT 检查的适应证，可指导手术方案的选取及关节重建的设计。CT 对于钙化、液化坏死、脂肪等密度显示较敏感，对显示肿瘤组织的成分、分界具有一定的作用。此外，对于 X 线片很难观察到的一些微小病变或病变细节的观察，仍然辅以 CT 检查。总之，CT 对于骨与关节疾病具有一定的诊断价值，但更多需要结合 X 线片及 MRI 检查。

二、影像解剖基础

见图 8-1-1。

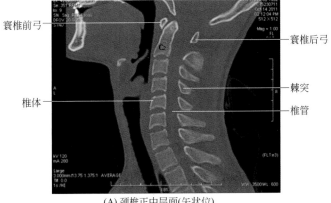

(A) 颈椎正中层面(矢状位)

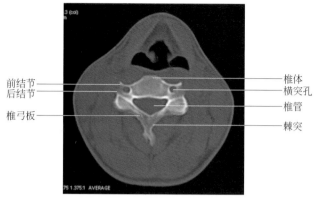

前结节
后结节
椎弓板

椎体
横突孔
椎管
棘突

(B) 颈5椎体层面(轴位)

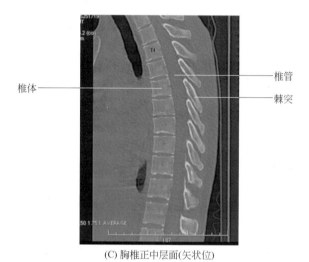

椎体

椎管
棘突

(C) 胸椎正中层面(矢状位)

椎体
肋头关节
横突
棘突

椎管
肋横突关节

(D) 胸10椎体层面(轴位)

图 8-1-1

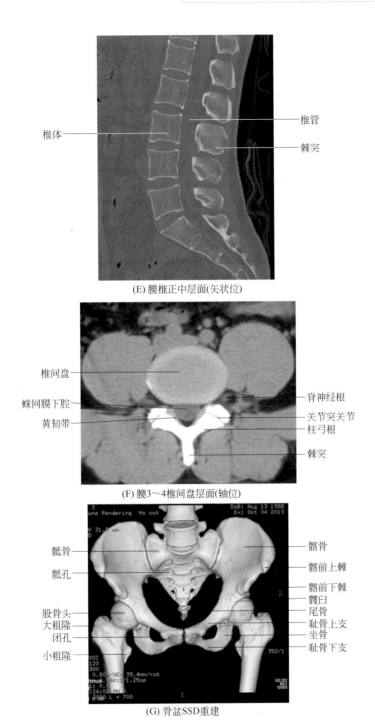

(E) 腰椎正中层面(矢状位)

椎体 —— 椎管 棘突

椎间盘 —— 脊神经根
蛛网膜下腔 —— 关节突关节
黄韧带 —— 柱弓根
棘突

(F) 腰3~4椎间盘层面(轴位)

骶骨 —— 髂骨
骶孔 —— 髂前上棘
—— 髂前下棘
—— 髋臼
股骨头 —— 尾骨
大粗隆 —— 耻骨上支
闭孔 —— 坐骨
小粗隆 —— 耻骨下支

(G) 骨盆SSD重建

图 8-1-1 脊柱 CT 影像解剖

三、正常报告书写要点及示范

（1）报告书写要点 正常骨皮质光滑、连续，厚薄基本均匀一致，骨小梁未见稀疏或增浓，注意连续层面观察滋养血管沟以区别骨折线。关节面及关节间隙对于关节完整及稳定性极其重要。周围软组织改变对创伤、炎症等疾病具有间接提示作用，勿忽略。熟悉儿童骨骺的大致闭合年龄，熟悉骨骼常见的生长变异，如籽骨、副骨、骨嵴、血管沟、二次骨化中心不愈、邻近软组织结构牵拉及压迫等，必要时可双侧对照扫描。将薄层轴位图像与MPR、SSD、VRT等重建技术结合分析，保证观察更全面、更仔细，避免漏诊和误诊。

（2）报告示范　骨关节组成各骨骨质、形态、密度未见异常，骨皮质光滑、连续，未见骨质破坏改变，关节面光整，关节间隙宽窄正常，周围软组织形态、密度未见异常。

第二节　骨　　折

【临床线索】

多有明确外伤史，因直接暴力和/或间接暴力传导致肌肉强烈收缩所致，临床表现为局部疼痛、压痛、软组织肿胀、积气及功能障碍，临床体征可出现肢体畸形、异常活动及骨擦音或骨擦感，严重创伤可合并内脏损伤及外伤性休克。

【检查方法】

除颅脑外，CT检查不作为骨折首选检查方法，对平片上的可疑及异常征象，进行有目的的CT薄层扫描及三维重建。

【CT征象】

（1）骨折线　表现为规则或不规则线状低密度透光影，有些骨折可看不见明确的骨折线，表现为骨皮质皱褶、隆起、凹陷、错位或骨小梁中断、扭曲、嵌插，如青枝骨折、嵌插骨折、压缩性骨折和凹陷骨折。

（2）骨折断端关系　可表现为横向移位、重叠移位、嵌入、分离移位、旋转移位及成角移位。CT三维重建有助于显示骨折断端的相互关系。

（3）伴随表现

① 软组织损伤：软组织肿胀、积气，脂肪间隙血肿等。

② 邻近关节不稳：关节间隙变窄、开大或关节脱位。

③ 原发病变：见于病理骨折。

④ 骨膜反应：见于骨折修复期，表现为骨折断端周围与骨表面平行的弧线状高密度影，继而形成骨痂。

【报告范例1】

病史：男患者，35岁，左颅顶部硬物砸伤2h。

报告书写：骨窗可见左顶骨内外板全层骨质断裂、向颅内凹陷，骨折断面最长径约3.4cm，向颅内凹陷约1.0cm。头窗左顶叶颅板下可见模糊梭形高低混杂密度影及少许气体密度影，部分越过中线，顶叶脑组织受压改变，左顶部皮下软组织明显肿胀，密度增高，其内可见气体密度影（图8-2-1）。

【报告范例2】

病史：女患者，31岁，坠楼伤。

报告书写：腰椎矢状位MPR重建可见腰椎曲度及序列正常，腰1椎体楔形变，椎体前上缘骨皮质不规则断裂，可见双边征，椎体上缘骨松质密度增高，骨小梁稠密、模糊，可见横行模糊稍高密度条状影，椎体后上缘可见游离碎骨片突入椎管（图8-2-2）。

【报告范例3】

病史：男患者，23岁，交通事故，右侧髋关节外伤。

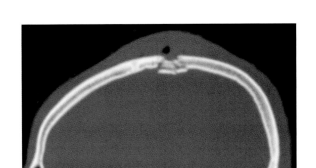

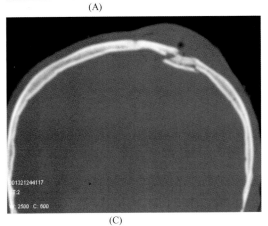
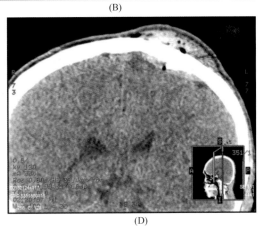

图 8-2-1 颅骨凹陷性骨折

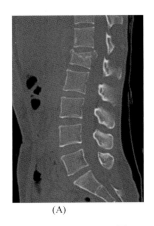
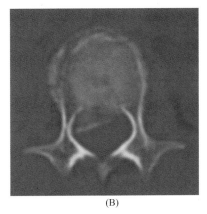

(A)   (B)

图 8-2-2 脊柱压缩性骨折

　　报告书写：右侧髂骨及右侧髋臼前柱、前壁可见多发不规则骨折线影，断端局部错位，右髋关节间隙未见狭窄，关节囊开大，其内可见低密度影，邻近右侧盆腔软组织密度增厚，密度增高（图 8-2-3）。

【报告技巧与提示】

　　① CT 对骨盆、脊柱、颅面骨、肩关节、跗骨等复杂解剖结构的外伤及细小骨折的检查非常重要，报告中应描述有无骨折、骨折位置、骨折片数量及对邻近组织、结构的影响。

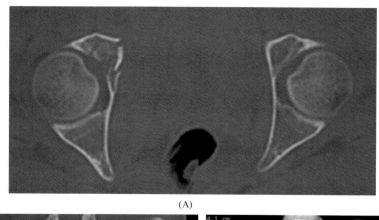

(A)

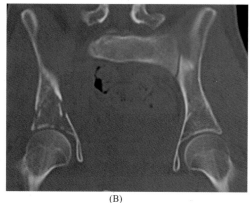

(B)

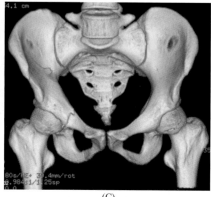

(C)

图 8-2-3　骨盆骨折

② 应尽可能测量骨折断端移位、错位、凹陷及成角的大小。

③ 应了解间接征象对骨折的提示作用，如颅内积气、乳突及副鼻窦积液、关节腔积血等。

④ 注重关节间隙是否开大、关节面对位是否良好对关节稳定性评估的作用。

⑤ 注意窗宽、窗位的调整，勿忽略脏器的损伤。

⑥ 对于四肢关节、脊柱的创伤，在条件允许的情况下，应建议 MRI 检查，判断是否有韧带、肌腱、神经、脊髓等软组织损伤。

■■■ 第三节　腰椎间盘突出 ■■■

【临床线索】

患者常有弯腰劳动或长期久坐史，多在半弯腰持重或急性扭腰过程中发生，临床多以腰痛及坐骨神经痛为主要症状，向臀部、大腿后侧、小腿外侧及足部放射，体征可有腰椎侧弯、活动受限、直腿抬高试验阳性及下肢神经感觉和肌力异常。

【检查方法】

常规腰 3～4、腰 4～5、腰 5～骶 1 间盘扫描，包括骨窗及软组织窗。

【CT 征象】

① 突出于椎体后缘，呈弧形或类圆形软组织密度影，CT 值大于硬膜囊。

② 硬膜囊受压变形，硬膜外脂肪间隙变窄或消失。

③ 神经根受压移位或消失。

④ 腰椎退行性变：后纵韧带钙化（表现为椎间盘脱出后缘点状钙化影），黄韧带肥厚（大于 5mm），椎小关节退变，椎体后缘骨赘，椎管狭窄（中央椎管狭窄、侧隐窝狭窄、椎间孔狭窄）等。

⑤ 椎间盘钙化（位于突出间盘边缘的点块状或弧状高密度影）及真空征（椎间盘内不规则斑片状低密度气体影）。

⑥ Schmorl 结节：髓核经软骨终板突入椎体松质骨，压迫椎体形成结节，表现为椎体上缘或下缘结节状软组织密度影，周围可见硬化。

【报告范例 1】

病史：女患者，58 岁，右下肢疼痛。

报告书写：腰 4～5 椎间盘向周围及后方隆起，椎体后缘可见弧形软组织密度影突入椎管，边缘可见多发斑点状钙化，硬膜囊受压，椎管变窄，黄韧带肥厚。椎间盘内可见斑点状真空征。腰椎椎体及两侧椎小关节可见骨质增生改变（图 8-3-1）。

【报告范例 2】

病史：男患者，31 岁，腰痛。

报告书写：腰 5～骶 1 间盘向右后方隆起，椎体后缘可见弧形软组织密度影突入椎管，硬膜囊受压，椎管及右侧侧隐窝狭窄，右侧神经根受压，黄韧带未见明显肥厚（图 8-3-2）。

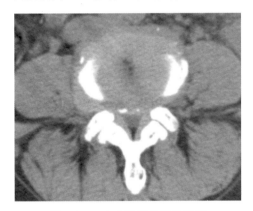 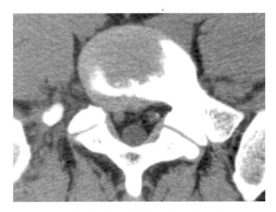

图 8-3-1　中央型腰椎间盘突出　　　　　　图 8-3-2　旁中央型腰椎间盘突出

【报告技巧与提示】

① 注重定位像上椎体曲度及序列的变化，有无椎体不稳及脱位，有无椎体楔形变、退变及 Schmorl 结节形成。

② 报告中注意描述间盘突出的方向及伴随征象，如真空征、间盘钙化、黄韧带肥厚等。

③ 勿忽略两侧椎小关节、骶髂关节及腰大肌的病理改变。

④ CT 不能区分髓核与纤维环，也不能显示脊髓是否损伤、变性，对神经根显示欠佳，必要时可建议行 MRI 检查。

■■■ 第四节　股骨头缺血坏死 ■■■

【临床线索】

成人股骨头缺血坏死好发于 30～60 岁男性，创伤性股骨头缺血坏死多为股骨颈骨折引起股骨头血供中断所致，非创伤性股骨头缺血坏死多有酗酒和皮质激素治疗病史。临床症状为髋部疼痛、压痛或腹股沟区疼痛，双侧多见，疼痛为间歇性并进行性加重，临床体征为髋关节内旋、外旋受限，4字征阳性，严重者可发生肢体短缩、跛行及肌肉萎缩。

【检查方法】

骨关节薄层扫描及三维重建。

【CT征象】

① 早期呈单纯硬化性病变，股骨头外形正常，骨小梁星芒状结构增粗、扭曲变形，出现簇状、条带状和斑片状高密度硬化，边缘模糊。

② 随病程进展，骨小梁星芒状结构消失，在高密度硬化病变边缘或周围出现囊状透光区，内呈软组织密度，偶为气体。

③ 新月征（股骨头皮质下新月状低密度区）多显示于股骨头前侧皮质下，广泛的骨质吸收导致关节下支持结构减少，从而出现关节软骨下骨折、股骨头关节面断裂、微陷而进入晚期。严重的骨碎裂和关节面塌陷致股骨头变扁。后期可出现继发性髋关节退变表现。

【报告范例1】

病史： 男患者，48岁，右下肢疼痛。

报告书写： 右股骨头形态尚可，其内骨小梁结构增粗、变形，可见条索状粗细不等的硬化自股骨头中心向周围延伸，周围可见环形硬化带，右侧髋关节间隙正常（图8-4-1）。

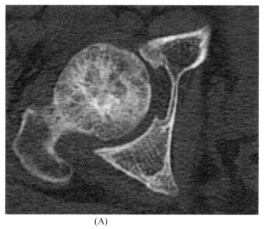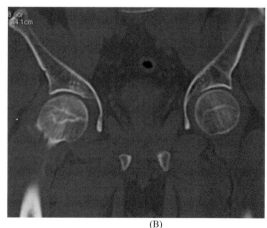

(A)　　　　　　　　　　　　　　　　(B)

图8-4-1　早期股骨头缺血坏死

【报告范例2】

病史： 男患者，50岁，2型糖尿病10年，双髋疼痛，左侧显著。

报告书写： 右股骨头轮廓尚完整、光滑，其内密度不均，可见多发小囊状透光影，边缘可见硬化缘及斑点状硬化斑，右侧髋臼显示良好，右髋关节间隙正常。左股骨头明显变扁、关节面塌陷，骨皮质局部吸收，其内密度不均，可见多发大小不等囊状透光区及片状骨质硬化，股骨头及髋臼边缘骨质增生，髋臼关节面硬化，左侧髋关节间隙狭窄（图8-4-2）。

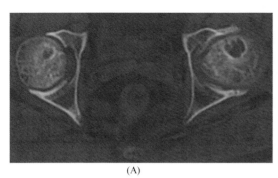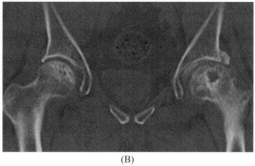

(A)　　　　　　　　　　　　　　　(B)

图 8-4-2　中晚期股骨头缺血坏死

【报告技巧与提示】

① 注重 MPR 三维重建观察早期骨小梁"星芒状"结构的异常。

② 重点描述影响股骨头缺血坏死分期的重要特征，如股骨头形态的缺失、软骨下骨折、关节面塌陷等。

③ 股骨头缺血坏死的准确分期对于治疗及预后具有重要作用，CT 及 X 线片对早期病变的诊断敏感性及特异性均较低，对于阴性结果的有症状患者，建议进一步 MRI 检查。

第五节　骨　髓　炎

一、急性化脓性骨髓炎

【临床线索】

儿童与青少年好发，多起病急骤，有寒战、高热及明显的毒血症症状，白细胞总数升高，患肢出现红肿热痛、肌肉痉挛，累及关节则造成关节活动障碍，查体出现压痛及波动感。患者可有开放性外伤史或其他感染灶。

【检查方法】

薄层扫描及三维重建。

【CT 征象】

① 早期仅表现为软组织肿胀，肌肉间隙分界不清，肌肉与脂肪间隙不清，脂肪层出现网格状影。

② 2 周后出现骨质破坏，开始于干骺端的松质骨，出现骨质疏松，骨小梁模糊消失，破坏区逐渐扩大融合，向骨干发展，由于局部的血供障碍出现骨质坏死，死骨与周围骨质分界清楚，密度较正常骨质高。

③ 骨膜增生：表现为环绕或部分附着于骨皮质的弧线样高密度影，与骨皮质间可有狭细的软组织样低密度线，骨膜增生广泛。

【报告范例】

病史： 男患者，55 岁，左面部肿痛。

报告书写：左下颌骨可见不规则形低密度骨质破坏，边界不清，周围骨质轻度增生硬化，局部骨皮质可见骨膜增生，周围软组织明显肿胀（图8-5-1）。

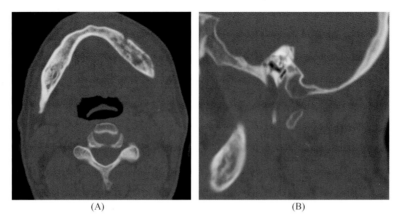

(A)　　　　　　　　　　　　(B)

图 8-5-1　急性化脓性骨髓炎

【报告技巧与提示】

急性化脓性骨髓炎常见于儿童及青少年，发病部位常见于四肢长骨干骺端及骨干，早期影像表现不明显，仅出现软组织肿胀，建议此类患者短期复查以及时发现骨质改变。

二、慢性化脓性骨髓炎

【临床线索】

病变不活动阶段可无症状，但一旦免疫力减低，可再引起急性发作。患肢失去正常形态，增粗及变形，可有窦道形成脓液及死骨，皮肤出现瘢痕及溃疡。长期多次发作使骨骼短缩畸形，影响儿童骨骼生长发育。

【检查方法】

薄层扫描及三维重建。

【CT征象】

① 慢性骨髓炎急性发作时可出现软组织肿胀。

② 骨质破坏、骨质增生硬化同时存在，既出现局部骨质密度减低区，边界不规整，又有骨干骨皮质的增厚、密度增高，骨髓腔变窄。

③ 骨膜增生、骨包壳与死骨：骨膜反应及骨包壳都是由于骨质破坏和坏死引起的骨膜新生骨，骨包壳是大块死骨干的周围被剥离的骨膜形成的，骨膜增生形态不规整，薄厚不均。

【报告范例】

病史：女患者，54岁，右下肢化脓性骨髓炎10年伴窦道形成。

报告书写：右侧胫骨、腓骨远端骨质密度不均，髓腔内及关节面下可见多发大小不等的斑片状及囊状坏死区，部分坏死区内可见死骨形成，胫骨、腓骨骨皮质毛糙，并可见骨质增生，部分胫腓骨间可见骨桥形成，周围软组织肿胀，右胫距关节间隙变窄，右胫骨后外侧皮下可见窦道形成（图8-5-2）。

【报告技巧与提示】

慢性化脓骨髓炎影像诊断重点为寻找骨髓炎中的残留病灶及死骨。骨增生硬化区无骨纹结构区为病灶；在骨硬化区寻找骨破坏区；在破坏区内寻找死骨；在骨膜反应周围寻找病

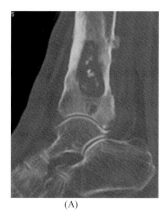 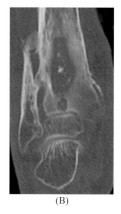 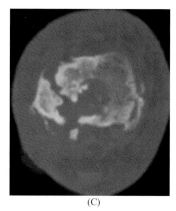

(A)　　　　　　　　　　(B)　　　　　　　　　　(C)

图 8-5-2　慢性化脓性骨髓炎

灶；在软组织肿胀处寻找病灶。

■■■ 第六节　骨关节结核 ■■■

一、长管状骨结核

【临床线索】

长管状骨结核一般为继发性结核，在我国原发病灶多为肺结核，好发于儿童和青少年，临床发病缓慢，患肢出现疼痛、肿胀，严重者可出现窦道，有邻近关节活动障碍及全身结核中毒症状。

【检查方法】

平扫、增强扫描。

【CT 征象】

① 多位于骨骺与干骺端，病灶常跨越骺线。

② 早期表现为患处骨质增生，周围轻度软组织肿胀，随着病情发展出现斑点状骨质吸收，并之间融合扩大，边缘较清，可有硬化缘，骨破坏区内可以看到泥沙样死骨。

③ 儿童的干骺端结核常伴有局限性骨膜增生，有时该征象出现早于骨质破坏。

④ 病情进一步发展形成骨质破坏区，其长轴与骨干纵轴一致，侵犯骨皮质可出现骨膜增厚，骨干呈梭形增粗。

⑤ 脓肿壁出现厚薄较均匀、边界较光滑的环形强化，中央脓腔不强化。

【报告范例】

病史：女患者，6 岁，右腕关节肿痛。

报告书写：右桡骨远端尺侧干骺端及骨骺可见不规则形偏心性溶骨性骨质破坏区，与正常骨分界清晰，周围可见轻度硬化，累及关节面及骺软骨，无骨膜反应，周围软组织略肿胀（图 8-6-1）。

【报告技巧与提示】

① 明确骨质破坏范围，观察有无小斑点状死骨形成及周围软组织肿胀情况，是否有窦道形成，如出现脓肿可见低密度脓腔，增强扫描出现边缘强化。

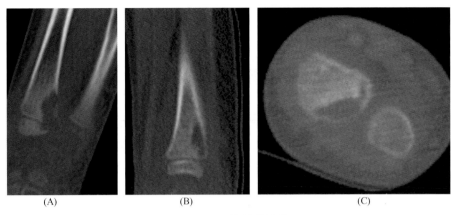

(A)　　　　　　　　　(B)　　　　　　　　　(C)

图 8-6-1　长管状骨结核

② 如病灶靠近关节，要注意关节面有无受累，关节间隙是否变窄。

二、脊椎结核

【临床线索】

① 脊椎结核在骨关节结核中最为常见，以青壮年为好发年龄段。腰椎为最好发部位、胸椎次之，颈椎较少见。

② 临床症状主要为低热、乏力等全身结核中毒症状，出现腰背部疼痛、脊柱畸形、冷脓肿及窦道形成，如压迫脊髓则表现为相应脊髓神经感觉运动障碍。

【检查方法】

CT 平扫。

【CT 征象】

① 椎体骨质破坏为主要征象，表现为椎体塌陷，呈楔形，可出现在相邻椎体，附件受累少见。

② 椎间盘受累，椎间隙变窄或消失。

③ 椎旁冷脓肿形成：脓液汇集在椎体一侧的骨膜下形成椎旁脓肿；当脓液突破骨膜后，由于重力关系沿肌肉筋膜间隙向下垂方向流注，形成流注脓肿。发生在腰椎称为腰大肌脓肿，发生在胸椎称为椎旁脓肿，发生在颈椎称为咽后壁脓肿。

④ 椎管狭窄：严重时病变向椎管内突出，或脊柱向后成角畸形而压迫硬膜囊造成椎管狭窄。

⑤ 脊柱畸形：表现为脊柱的后凸或侧弯畸形。

【报告范例】

病史： 男患者，25 岁，腰背部疼痛，胸腰段后突畸形。

报告书写： 胸腰段椎体曲度后突，序列正常，椎体略变扁，胸 10～腰 1 椎体内可见溶骨性破坏，边缘清楚，其内可见斑片状死骨。胸 11～腰 1 椎间隙明显变窄、椎管狭窄。椎旁间隙广泛脓肿形成，内可见条状钙化，双侧腰大肌明显肿胀，以右侧明显，其内可见大片状低密度脓肿形成（图 8-6-2）。

【报告技巧与提示】

观察椎体及附件受累情况，其内出现的高密度影为死骨。了解相应椎管是否狭窄及狭窄程度。确定周围冷脓肿的位置及范围。脊柱结核一般需要与椎体转移瘤相鉴别，后者常不侵

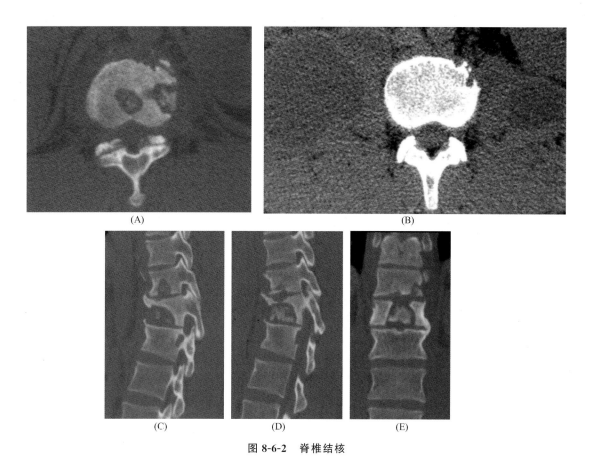

图 8-6-2 脊椎结核

犯椎间盘，而椎弓根破坏比较常见。

■■■ 第七节 骨 肿 瘤 ■■■

一、骨瘤

【临床线索】

骨瘤是一种良性骨肿瘤，可发生于各个年龄段，以 11～30 岁多见，男多于女。骨瘤较小时一般无症状，很多时候为偶然发现，较大的骨瘤会出现相应的压迫症状。

【检查方法】

平扫、增强扫描。

【CT 征象】

① 颅面骨骨瘤：一般为单发，分为致密型及疏松型。a. 致密型，突出于骨表面，呈半球形或分叶状边缘光滑的致密影，基底部与颅骨相连。b. 疏松型，较少见，呈半球状或扁平状外突，边缘光滑，内部呈磨玻璃样改变。

② 鼻窦骨瘤：多为致密型，常呈分叶状突出于鼻窦腔。

③ 四肢骨瘤：多为致密型，基底部与骨皮质相连，边缘光滑，邻近软组织受推外移。

【报告范例1】

病史： 女患者，63岁，右额部包块。

报告书写： 右额部颅骨外板可见一半球形高密度影向外突出，边缘光滑，内密度均匀，病变基底部与颅骨相连，外板略受压改变（图8-7-1）。

【报告范例2】

病史： 男患者，32岁，以鼻窦炎就诊。

报告书写： 右组筛窦可见一结节状高密度骨质影，边界清晰锐利，密度均匀，局部与窦壁相连，周围结构未见受压移位（图8-7-2）。

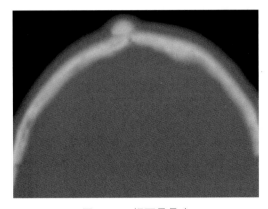

图8-7-1　颅面骨骨瘤

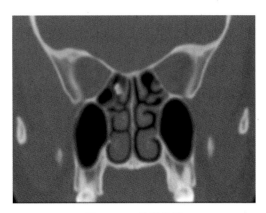

图8-7-2　鼻窦骨瘤

【报告技巧与提示】

① 骨瘤具有良性骨肿瘤特征，生长缓慢，不侵及邻近组织，但可引起其压迫移位。

② 骨瘤要与骨岛相鉴别，后者是正常松质骨内的局灶性致密骨块，CT上显示位于骨髓腔内，邻近骨质正常，骨外形无变化。

二、骨样骨瘤

【临床线索】

骨样骨瘤是良性骨肿瘤的一种，多见于30岁以下的青少年，多见于胫骨、股骨，症状以患处疼痛为主，夜间痛及限局性压痛为特点，服用水杨酸类药物可缓解。

【检查方法】

平扫、增强扫描。

【CT征象】

① 肿瘤本身为瘤巢，一般直径小于1.5cm，常为单个，周围是低密度的骨质破坏区，中央可见瘤巢的不规则钙化和骨化，即巢中带蛋，骨破坏区有不同程度的硬化缘、骨质增生及骨膜反应。

② 根据发病部位不同分为三种。皮质型，瘤巢位于骨皮质，周围骨质增生硬化和骨膜反应明显而广泛，骨皮质呈梭形增厚，以瘤巢所在处最明显；松质型，瘤巢位于松质骨内，周围仅有轻度的硬化带，发生于末节指骨、趾骨者可无骨质硬化；骨膜下型，少见，瘤巢位于骨膜下或骨皮质表面，相应骨皮质可见凹陷，骨膜新生骨呈新月形，瘤巢周围的骨质硬化较皮质型轻。

【报告范例】

病史：男患者，13 岁，右下肢局部压痛。

报告书写：右股骨上段前内侧骨皮质不规则增厚，骨干略增粗，其内可见类圆形低密度透光影（瘤巢），中心可见小片状致密钙化影，邻近髓腔密度增高，呈磨玻璃样改变，周围骨质明显增生硬化（图 8-7-3）。

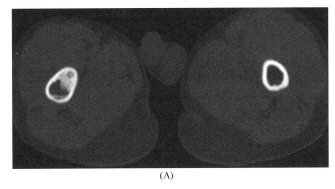 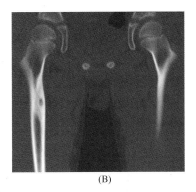

(A)　　　　　　　　　　　　　　　　(B)

图 8-7-3　骨样骨瘤

【报告技巧与提示】

① 报告书写要突出骨样骨瘤的特点，即类圆形骨破坏区内可见瘤巢，以及邻近骨质增生及骨膜反应的情况。

② 该病要与慢性骨脓肿相鉴别，后者多见于干骺端，可有反复发生的炎性症状，骨破坏区内无钙化或骨化影。

三、骨软骨瘤

【临床线索】

① 骨软骨瘤又名骨软骨性外生骨疣，是最常见的骨肿瘤，单发多见，好发于 10～30 岁，男性多于女性。

② 肿瘤较小时无症状，仅局部可触及硬节，较大时可出现相应压迫性症状，若肿瘤生长迅速，要考虑恶变的可能。

【检查方法】

平扫、增强扫描。

【CT 征象】

① 骨软骨瘤好发于长骨的干骺端，以股骨下端及胫骨上端最为多见。

② 局限性骨性突起，以蒂、宽或窄基底与母体骨相连，发生于长管状骨者多背离关节生长。其骨皮质及骨松质均与母体骨相延续，突起顶端略微膨大，呈菜花状或呈丘状隆起。表面有软骨覆盖，软骨帽边缘多光整，其内可见点状或环形钙化。

③ 发生于扁骨或不规则骨的肿瘤多有较大的软骨帽，瘤体内常有大量钙化而突起相对较小。

④ 无骨质破坏、骨膜反应及软组织肿块。

⑤ 增强扫描无明显强化。

⑥ 邻近骨可因肿瘤压迫移位或畸形。

【报告范例】

病史：女患者，83岁，左膝关节疼痛，加重1个月。

报告书写：左股骨远端，胫骨、腓骨近端可见多发不规则骨性突起，呈宽基底，背向关节面生长，病变骨皮质及骨松质与母骨相连续，关节间隙未见异常（图8-7-4）。

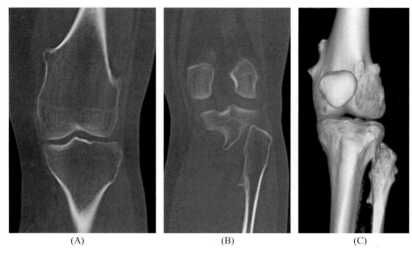

(A)　　　　　　　　　　(B)　　　　　　　　　　(C)

图8-7-4　骨软骨瘤

【报告技巧与提示】

骨软骨瘤的骨皮质及骨松质均与母体骨相延续为其特征性表现，故报告中要体现这一特点，该种表现亦可将其与骨旁骨瘤及皮质旁软骨瘤等相鉴别。

四、骨血管瘤

【临床线索】

骨血管瘤组织学上分为海绵型及毛细血管型，前者好发于颅骨和脊柱，后者以扁骨和长骨干骺端多见。骨血管瘤可发生于任何年龄段，以中年多见，起病慢，症状轻，多无明显症状，可有局部压痛及相应压迫症状。

【检查方法】

平扫、增强扫描。

【CT征象】

膨胀性骨破坏，可见泡沫状或放射状骨间隔，发生于椎体时，骨破坏具有特征性的栅栏状改变，即椎体膨大，骨小梁粗大，分布稀疏，增强扫描多有明显强化。

【报告范例】

病史：女患者，62岁，腰部疼痛。

报告书写：腰3椎体左侧可见局部骨质密度减低，其内纵行骨小梁减少、增粗，呈栅栏状及高密度粗点状改变，骨皮质未见破坏，周围未见软组织肿块影（图8-7-5）。

【报告技巧与提示】

椎体骨血管瘤形态一般正常或呈轻度膨胀性改变，病灶内可见增粗的骨小梁结构，这些特点可与椎体的骨转移瘤鉴别，后者一般表现为溶骨型骨破坏，椎体呈压缩性改变，一般无栅栏状骨结构。

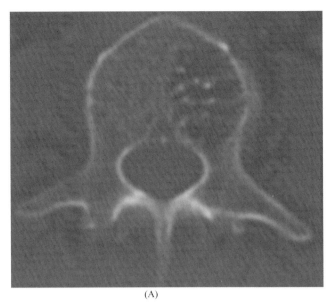
(A)

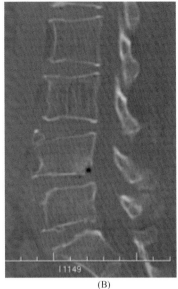
(B)

图 8-7-5　骨血管瘤

五、软骨瘤

【临床线索】

软骨瘤是一种常见的良性骨肿瘤，好发于 11～50 岁，男性多于女性，一般无明显症状，可有轻微疼痛，偶可合并病理性骨折。按照病灶数目可分为单发性软骨瘤和多发性软骨瘤，根据病变部位分为内生软骨瘤和皮质旁软骨瘤。

【检查方法】

平扫、增强扫描。

【CT 征象】

该病多发生于手的掌骨、指骨，其次是股骨、肋骨、胫骨及足骨，病灶呈膨胀性骨破坏，邻近骨皮质变薄，可见硬化缘，边缘光滑，内缘凹凸不平，髓腔内异常软组织密度影略低于肌肉密度，骨破坏区可呈多房样骨改变，其内可见小点状或环形钙化，增强扫描呈轻度强化。

【报告范例】

病史：男患者，35 岁，左手局部疼痛。

报告书写：左手第 2 掌骨髓腔内可见长椭圆形膨胀性骨破坏，邻近骨皮质变薄，边缘尚光滑，内可见点状高密度钙化影（图 8-7-6）。

【报告技巧与提示】

① 该病多发生于短管壮骨，报告中要描述病变范围及其内部细小钙化等特点。

② 该病要与骨囊肿及骨巨细胞瘤等相鉴别。骨囊肿极少发生于短管状骨，骨破坏区无细小钙化；骨巨细胞瘤手、足骨少见，膨胀性改变较软骨瘤明显，骨质破坏区无钙化影。

六、骨巨细胞瘤

【临床线索】

骨巨细胞瘤又称破骨细胞瘤，是一种有局部侵袭性肿瘤，大部分为良性，部分生长活

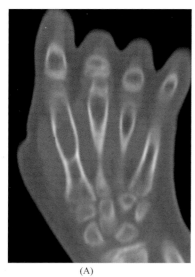
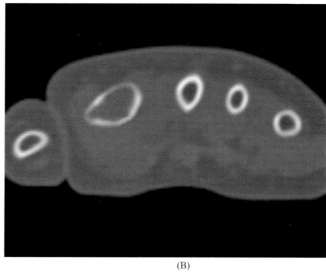

(A)
(B)

图 8-7-6　软骨瘤

跃，也有少数一开始即为恶性。好发于 20～40 岁，男女发病率相近，以股骨远端、胫骨近端和桡骨远端多见。主要临床表现为局部疼痛、肿胀或形成肿块及有关的压迫症状。骨质膨胀变薄时，压之可有捏乒乓球感。

【检查方法】

平扫、增强扫描。

【CT 征象】

① 好发于长骨骨端，常直达骨性关节面下，表现为偏心性囊性膨胀性骨破坏，病变与正常骨小梁间分界清楚，大多无硬化缘，骨包壳基本完整，但可有小范围的间断，其内面凹凸不平，可见数量不等、粗细不均的骨嵴。

② 破坏区内为软组织密度，无钙化和骨化影，肿瘤如发生坏死，可见更低密度区，有时可见液-液平面，可能是坏死组织碎屑或血细胞沉积所致。

③ 一般无骨膜反应。少数可形成骨外肿块，但边界清楚。

④ 增强扫描肿瘤组织可见不同程度的强化，而坏死、囊变区无强化。

【报告范例】

病史：男患者，25 岁，右大腿疼痛、肿胀。

报告书写：右胫骨骨端可见一囊状膨胀性骨破坏，偏心性生长，病变与正常骨分界清晰，病变内可见粗细不等骨嵴及液性坏死区，周围可见硬化边（图 8-7-7）。

【报告技巧与提示】

① 描述肿瘤好发于骨端，可达骨性关节面下，偏心性、膨胀性生长，液-液平为特征性表现。

② 以下征象提示恶性：有较明显的侵袭性表现，如边界模糊，有虫蚀状骨破坏，骨性包壳和骨嵴残缺不全；骨膜增生显著，可有 Codman 三角；骨外软组织肿块，且较大；瘤骨形成；患者年龄大，疼痛持续加重，肿瘤生长迅速并有恶病质。

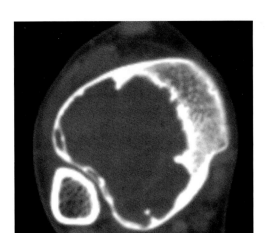

图 8-7-7　骨巨细胞瘤

七、骨肉瘤

【临床线索】

骨肉瘤是一种最常见的恶性骨肿瘤，多见于 11～20 岁，男多于女，好发于股骨、胫骨、肱骨。主要临床症状为局部疼痛、肿胀和运动障碍，多为持续性，逐渐加剧，夜间尤甚，并伴有全身恶病质。附件关节活动受限。肿瘤表面皮温增高，静脉怒张。

【检查方法】

平扫、增强扫描。

【CT 征象】

① 骨质破坏：松质骨虫蚀状、斑片状破坏，缺损区为中等密度的肿瘤组织充填，边缘一般无硬化；骨皮质破坏呈虫蚀状、斑块状甚至大片状缺损或不规则变薄。

② 骨质增生：松质骨内不规则斑片状高密度影和骨皮质增厚。

③ 瘤骨：分布于骨破坏区和软组织肿块内，形态多样，呈点状、斑片状、云絮状、针状及大片状，密度差别较大。

④ 骨膜反应：横断面扫描表现为与骨干表面平行的弧线样、层状、垂直针状高密度影，或与骨皮质分界不清而类似骨皮质增厚，矢状结及冠状结 MPR 重建可更好地显示各种骨膜反应及 Codman 三角。

⑤ 软组织肿块：骨破坏区和骨外软组织内中等密度的软组织肿块影，边缘清楚或模糊，光整或不规则，其内可见大小不等的坏死、囊变区或出血，可侵犯邻近血管，表现为肿块紧贴或包绕血管，两者之间脂肪间隙消失。

⑥ 髓腔扩大，内为软组织密度影充填，或髓腔变细或消失，呈骨样密度。

⑦ 邻近关节积液、关节面破坏。

⑧ 增强扫描可见肿瘤非骨化部分明显不均匀强化。

【报告范例】

病史：男患者，26 岁，左膝关节内侧疼痛伴软组织肿胀。

报告书写：左股骨远端内侧可见不规则溶骨性骨质破坏及磨玻璃样肿瘤骨，骨皮质不连续，周围可见垂直针状骨膜反应，邻近软组织肿胀（图 8-7-8）。

【报告技巧与提示】

① 报告应描述骨质破坏、髓腔及软组织浸润范围，MPR 重建有助于特征性骨膜反应的显示。

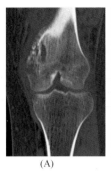 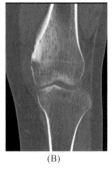 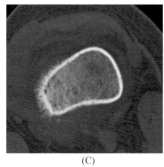 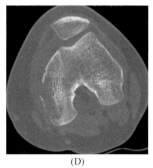

(A)　　　　　　　(B)　　　　　　　(C)　　　　　　　(D)

图 8-7-8　骨肉瘤

② 患者血清碱性磷酸酶常升高。

③ 对确诊患者，应行肺 CT 检查除外转移，条件允许可进一步 PET-CT 检查。

八、骨髓瘤

【临床线索】

骨髓瘤是一种起源于骨髓浆细胞的恶性肿瘤，常见于 40 岁以上男性，单发或多发，好发部位依次为颅骨、脊椎、骨盆、肋骨、胸骨、股骨等。临床表现为进行性骨痛，以胸背部和腰骶部常见，并伴有贫血和恶病质。

【检查方法】

平扫、增强扫描。

【CT 征象】

① 广泛的骨质疏松。

② 多发性骨质破坏：破坏区呈穿凿状、鼠咬状或蜂窝状、皂泡状改变，边缘清楚，无硬化边和骨膜反应，胸骨、肋骨破坏多呈膨胀性，椎体常发生病理性骨折，椎间隙多不受侵犯。

③ 骨质硬化：见于硬化性骨髓瘤，表现为单纯硬化和/或破坏和硬化并存，破坏区周围有硬化缘，病灶周围有放射状骨针及弥漫性多发性硬化。骨髓瘤治疗后也可出现硬化改变。

④ 软组织肿块。

【报告范例】

病史：女患者，83 岁，全身骨痛。

报告书写：骨窗中肋骨、胸椎、腰椎、髂骨、骶骨骨质密度普遍降低，可见弥漫性多发类圆形、蜂窝状或斑片状溶骨性骨质破坏区，无明显硬化缘，周围未见软组织肿块影（图 8-7-9）。

【报告技巧与提示】

① 描述病灶的数目、分布及侵犯范围。

② 对于老年患者，多发性骨髓瘤很难与转移瘤鉴别，后者可见原发病灶，可进一步行 MRI 检查发现骨髓信号异常。

③ 生化检查可见尿 Bence-Jones 蛋白阳性，血清球蛋白增高。

九、转移性骨肿瘤

【临床线索】

转移性骨肿瘤是指癌、肉瘤或其他恶性肿瘤转移至骨骼的一种病变，以上皮组织来源的

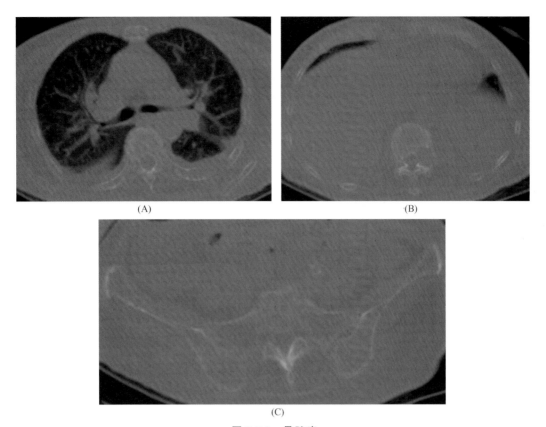

(A)

(B)

(C)

图 8-7-9 骨髓瘤

癌转移多见，最常见为乳腺癌、前列腺癌、肺癌、肾癌。中老年患者多见，病变常为多发，以脊柱、肋骨、骨盆、肱骨、肩胛骨多见，四肢远端骨质较少累及。主要临床表现除原发病灶的症状、体征外，可有局部或全身骨痛，出现软组织肿块，合并病理性骨折，同时伴有全身恶病质。

【检查方法】

平扫、增强扫描。

【CT 征象】

按病变的密度和形态分为溶骨型、成骨型、混合型和囊状扩张型。

① 溶骨型转移瘤最多见，表现为骨松质中多发或单发小的虫蚀状骨破坏区，边缘不规则，无硬化边，病变发展，破坏融合扩大，形成大片溶骨性骨质破坏区，骨皮质也被破坏，但一般无骨膜增生，可形成局限性软组织肿块。增强扫描可有不同程度的强化。常并发病理性骨折，脊椎广泛受侵常易并发病理性压缩性骨折，椎旁多可见局限性对称性软组织肿块，椎间隙正常，椎弓根多受侵蚀、破坏。

② 成骨型转移瘤少见，表现为松质骨中斑片状或结节状高密度影，密度均匀一致，常多发，境界清楚或模糊，骨皮质多完整，常发生在腰椎与骨盆，骨外形大多不变。

③ 混合型转移瘤兼有溶骨型和成骨型的骨质改变。

④ 囊状扩张型转移瘤很少见，转移灶呈囊状膨胀性骨破坏。边界清楚，骨皮质膨出，可薄厚不均。

【报告范例 1】

病史：女患者，34 岁，乳腺癌 2 年。

报告书写：双侧肋骨、胸骨、腰椎、髂骨、骶骨可见多发大小不等的溶骨性骨质破坏区，边界欠清，局部骨皮质断裂，未见骨膜反应（图 8-7-10）。

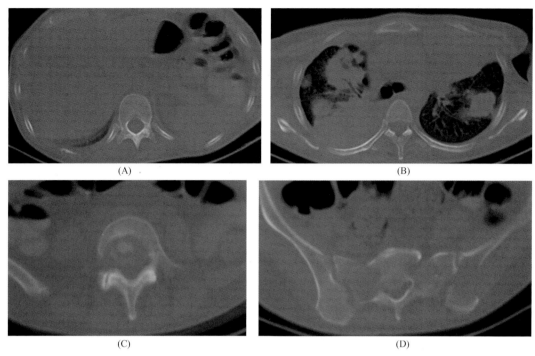

图 8-7-10　溶骨型转移瘤

【报告范例 2】

　　病史：男患者，79 岁，前列腺癌。

　　报告书写：所示腰椎椎体及附件、骶骨、尾骨、骨盆及双侧股骨可见弥漫性均匀高密度影，骨松质及骨髓致密硬化呈象牙质状（图 8-7-11）。

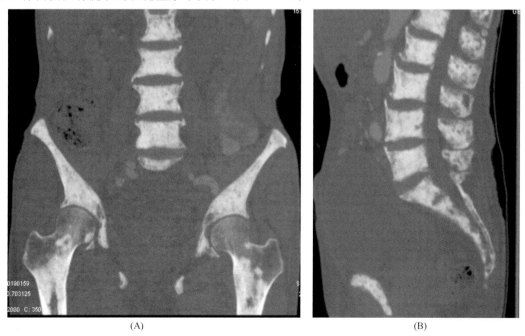

图 8-7-11　成骨型转移瘤

【报告技巧与提示】

① 描述病灶数目、分布及侵及范围，明确溶骨性或成骨性改变。

② 病变常多发，引起广泛性骨质破坏时，血清碱性磷酸酶可增高，这有助于同多发性骨髓瘤鉴别，后者正常。

③ 单发转移瘤少见，诊断有一定困难，尤其是发生于长骨的溶骨型转移瘤，需与原发性肿瘤鉴别。

通常转移瘤病史短、发展快，多无骨膜反应，很少出现软组织肿块，易发生病理性骨折，发病年龄高等有助于诊断的确立。

■■■ 第八节　软组织疾病 ■■■

一、软组织钙化和骨化

【临床线索】

软组织钙化是指软组织内有钙盐沉积，骨化是在钙化基础上显示骨化的结构。软组织钙化和骨化是一种病理改变的不同阶段，骨化之前总有钙化。病理性的病因包括代谢、感染、创伤、血管源性、肿瘤、结缔组织疾病及其他，患者会有相关的临床表现。

【检查方法】

平扫、三维重建。

【CT 征象】

以下介绍骨化性肌炎的 CT 征象。

① 早期软组织肿块内可见片状、层状钙化，边界不清。

② 中期出现网状、片状骨化影，外周骨化密度较高，边缘骨化可呈特征性环状或蛋壳状骨化，断面呈类圆形。

③ 晚期骨化更趋成熟，出现网状骨小梁甚至出现不典型的骨皮质和髓腔，骨化肿块可与骨皮质相连或不相连。

④ 增强扫描：早期、中期软组织肿块内可见不均匀强化或环形强化。

【报告范例】

病史： 男患者，17 岁，曾有过外伤史，右大腿肿胀、肿痛。

报告书写： 右肱骨中段前方软组织肿胀，内见不规则混杂密度肿块影，周边见环形高密度钙化，中心密度较低，中心 CT 值平均约为 58Hu，病灶周围软组织肿胀，与肱骨皮质不相连（图 8-8-1）。

【报告技巧与提示】

① 报告要描述软组织钙化与骨化的形态、结构、位置，显示病灶与邻近骨质及关节的解剖关系，鉴别钙化及骨化的性质。

② 骨化性肌炎多发生外伤后，年轻男性，由于软组织内出血、血肿机化、钙化以至骨化所致。环状或蛋壳状骨化较为特征，很少侵及骨质。

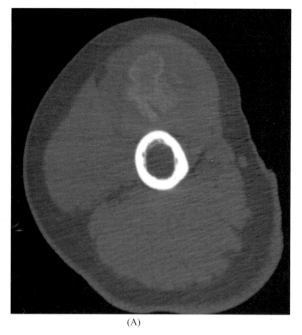

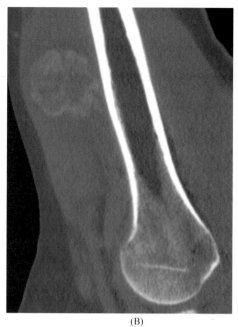

(A)

(B)

图 8-8-1　骨化性肌炎

二、脂肪瘤

【临床线索】

脂肪瘤是最常见的软组织肿瘤，是由成熟脂肪细胞增生形成的一种间胚叶肿瘤，以中老年人好发，尤其是肥胖者，临床表现为生长缓慢的无痛性圆形肿块，触诊界清，一般无疼痛，多因压迫邻近组织及器官而产生症状。

【检查方法】

CT 平扫、增强、三维重建。

【CT 征象】

① 软组织内可见边界清楚的低密度肿块，类圆形或略呈分叶状，CT 值约 $-120\sim$ -60Hu，包膜完整，内可见条索状纤细组织分隔。

② 增强扫描肿瘤无强化。

【报告范例】

病史：男患者，67 岁，右臀部包块。

报告书写：右臀部软组织内可见一长椭圆形低密度肿块影，边界光滑、清晰，其内 CT 值约 -92Hu，可见模糊条索状及条片状等密度纤维分隔影，周围肌肉萎缩及受压移位，骨质未见异常（图 8-8-2）。

【报告技巧与提示】

① 描述肿瘤的位置、形态、密度及和周围组织的关系，应特别强调肿瘤的特征性 CT 值。

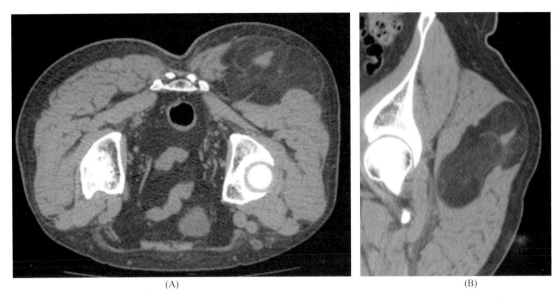

(A)

(B)

图 8-8-2 脂肪瘤

② 对可疑的密度不均或边缘欠光滑的肿瘤，应建议进一步行 MRI 平扫及增强扫描。

参 考 文 献

［1］ 范国光.CT鉴别诊断一点通.第2版.北京：化学工业出版社，2015.

［2］ 王书轩，范国光，影像读片从入门到精通系列——CT读片指南.第2版.北京：化学工业出版社，2013.

［3］ 安奇，范国光.影像读片入门必备系列——腹盆部影像解剖图谱.北京：化学工业出版社，2012.

［4］ 安奇，范国光.影像读片入门必备系列——头颈部与脊柱影像解剖图谱.北京：化学工业出版社，2012.

［5］ 白人驹，张雪林.医学影像诊断学.第3版.北京：人民卫生出版社，2010.

［6］ ［美］艾森伯格主编.临床影像鉴别诊断图谱.第5版.王滨主译.北京：科学出版社，2012.